脳の新たなスター

New star glia in the brain

グリア

腸と脳の驚くべき関係を紐解く

森山脳神経センター病院 院長
堀智勝 HORI TOMOKATSU

幻冬舎 MC

脳の新たなスター グリア

腸と脳の驚くべき関係を紐解く

目次

まえがき

次ページの表はOECD（経済協力開発機構）が2019年に発表した認知症患者数のグラフです。2019年でも日本がトップですが、2050年でもトップの患者数が予測されております。

一方、アメリカも日本と同様に高齢化が進み、高血圧や糖尿病と同じく認知症も増加すると予測されていました。ところが最近、『JAMA』（ジャーナル・オブ・アメリカン・メディカル・アソシエーション）に発表された全米2万人以上を対象にした調査結果で、65歳以上の高齢者が認知症を発症する確率は、2000年の11・6％から、12年には8・8％に。数にして24％も減少していることがわかりました。

世界最大の医療研究機関、アメリカの国立衛生研究所（NIH）が提唱した認知症予防のための生活習慣は、

1. 運動習慣をつける。
2. 高血圧を改善する。
3. 人的交流など社会認知活動を増やす。
4. 2型糖尿病を改善する。
5. 地中海食などバランスのいい食事を摂る。

Figure 11.9. **Estimated prevalence of dementia, 2019 and 2050**

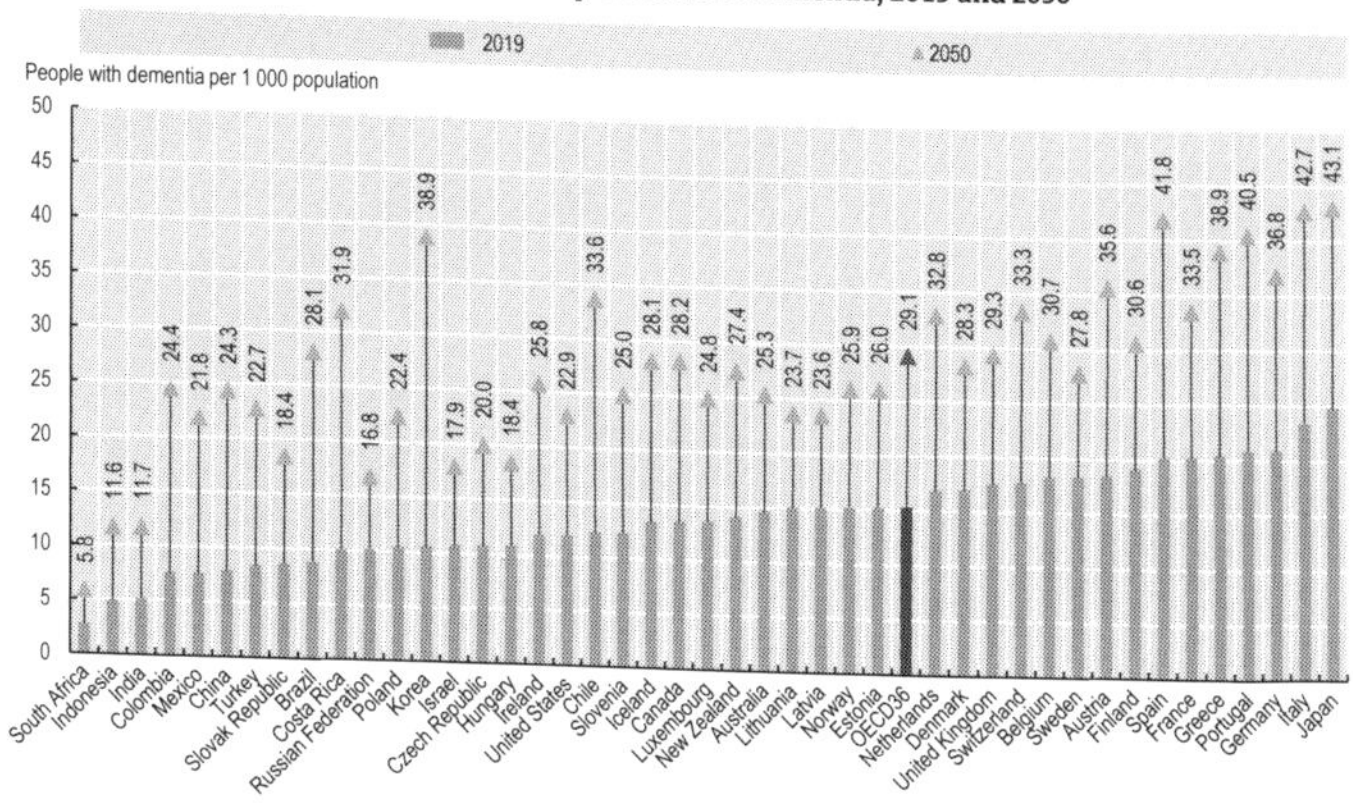

Source: OECD analysis of data from the World Alzheimer Report 2015 and the United Nations.

6. 適正体重の維持（生活習慣病の改善）。
7. 禁煙する。
8. うつ状態の改善。

の８つをあげ、最大の予防策は運動習慣だと言っています。

日本では２０２５年問題と言って、団塊世代が75歳を迎える２０２５年には爆発的に認知症が増える可能性が指摘されております。

一体どうして先進国を自負していた日本で認知症の患者さんが増え続けるのでしょうか？　これは非常に大きな問題であり、この増加を何とかして食い止めないと、日本滅亡と言うような事態にもなりかねません。おりしも日本円は１ドル１３５円台を突破しておよそ20年ぶりの円安水準になりました。

認知症の増加を食い止めるために何をしたら良いのか？政府は何も対策を講じておりません。幸いにしてコロナも落ち着いてきておりますが、国民が手洗いを実行し、うがいとマスクをし、ワクチンを打つということを真面目に実行してきたことが良かったのかもしれません。ここでも政府は後追い発言・施策ばかりで国民への方向付けはありませんでした。

先のアメリカの調査のように、欧米では認知症の減少率6割、発症率が2割〜4割低下したという報告が続いています。一方、日本では認知症の有病率・発症率が増加しています。この原因を明らかにしないと、日本の医療経済は破綻する可能性が大です。

欧米諸国の認知症の有病率・発症率低下の要因として、疾病管理の改善、健康行動の推進のような生物学的な要因が挙げられました。このほか、社会経済的な要因、知的活動、環境要因と認知症リスクとの関連も確認されました。

また日々とりすぎてはいけないものとして、糖分、塩分、脂肪分などが挙げられるのは当然のことですが、過剰摂取に気を付けなければならないものにはリンがあり、これをとりすぎると厄介な事態を引き起こす可能性があります。

リンは普通の食事をしていればまず不足することはありませんが、とりすぎると老化のスピードが速まってしまいます。

自治医科大学の分子病態治療研究センター抗加齢医学研究部教授・黒尾誠先生が実験中に突然変異マウスを見つけたことを発端に、余分なリンを腎臓から排出させる老化抑制遺伝子「クロトー」を世界で初めて発見しました。

黒尾先生の対談記事によると、研究用に高血圧のマウス（実験用のネズミ）を生み出そうと遺伝子を操作していたら、老化が早いマウスが偶然生まれたのだそうです。老化したマウスを調べてみると、クロトー遺伝子が欠損しており、「老化抑制遺伝子」であることが証明できたそうです。また、クロトー遺伝子の9割以上が腎臓に存在しており、腎臓では、体内におけるリンを調整する働きをしていることもわかりました。

リン酸カルシウムのコロイド粒子（Calciprotein particle：ＣＰＰ）こそが体に種々の健康被害を引き起こし老化を加速させる本体なのです。日本食は添加物まみれあるいはリンまみれの状態ですがきちっとした規制が行われておりません。リンが過剰に体内に入りすぎると腎機能は障害され、下手をすれば透析をしなければならなくなります。血管のみならずすべての点において老化が著しく進み、健康寿命はおろか認知機能も生命も脅かされますが、血中のリンの定量や、リンを低下させる薬品の保険適応も行われておりません。

黒尾先生の研究によって、腎臓という臓器の重要性がより高まったと思います。腎機能が悪化する前から、腎臓の負担にならない生活習慣を、多くの人に心がけていただきたいです。今後、リンのとりすぎの危険性について一般の方々に伝えていきたいと思います。

黒尾先生は、さらに、クロトー遺伝子が、ほかの臓器とどのような関連性を持っているか、研究を続けているとのことでした。

日本の科学者は素晴らしい発見をしておりますが、その評価も対策も政府は行っておりませんので、日本は透析大国になっているのが現状です。

一方、日本では、糖尿病（DM）の増加、西洋風の食事形式の拡大、運動習慣の欠如といった生物学的な要因が大きいことが示されました。その他に認知症リスクが高まっている社会的孤立に陥っている人が日本に多いことを示し、その対策として地域の社会参加が認知症リスクを下げることを示唆した研究がありますが、最近のコロナ禍により高齢者の社会的孤立は一層高まっているのでその対策を真剣に練らなければなりません。

日本のDMの増加は民族に特有なものである可能性が指摘されています。京都大学・井村裕夫教授らは50年ほど前に日本人の軽症ないし中等症の2型糖尿病患者ではブドウ糖経口負荷に対するインスリン分泌が低下していることを発見しました。

一方、欧米では2型糖尿病患者のほとんどは肥満でインスリン分泌はむしろ過剰であり、インスリンの作用障害（インスリン抵抗性）の結果としてDMになるとする考え方が大半でした。したがって井村教授などが外国雑誌にこの事実を投稿しても1型DMの誤診として片づけられ、苦労されたそうです。

このように2型DMでも人種によって大きな差があるようですが、その原因としては膵臓のインスリン分泌能が日本人では少ない、膵ランゲルハンス容積が欧米人に比べて小さいことがこのような差を示す要因のようです。

即ち日本人は膵ランゲルハンス容積もインスリン分泌量も少ないので、顕著な肥満にならず、体重が少し増加して小太りとなると、ＤＭを発症すると言えます。すなわち日本人、あるいは東アジア人はＤＭが多いと言えます。この他に日本に多い疾患などとしてはお酒に弱い人が多い、モヤモヤ病、胚腫（ジャーミノーマ）が多いなどが挙げられます。

民族差で最もありふれたものはアルコールに対する強さの違いでしょうか？　アルコールが分解されて生じるアセトアルデヒドを分解する酵素、アルデヒド脱水素酵素（ＡＬＤＨ２）に多型があり、弱い酵素活性のあるヒトが中国、日本、東南アジアなどの東アジア人に多いことは周知の事実です。

いろいろな疾患での人種・民族差については興味があるテーマですが、日本人では認知症が増え続けているのにはＤＭになりやすいことが大きな要因になっているのではないかと思います。

ＤＭの治療に古くから使用され価格も安いメトホルミンに、健康寿命を延ばす効果があることが報告されております。英国で行われたＵＫＰＤＳ研究では、メトホルミンは他の治療薬と比べて２型ＤＭ患者の動脈硬化を抑制し、心血管疾患のリスクを減少する事が確認されています。いたずらに高い抗体薬などの研究に走らず、安価な薬でも有用性があればこれを追求する事が国民の為になるのではないでしょうか？

もっとも製薬会社は安価な薬が有用であっても儲けにはなりませんから、メトホルミンの研究は進まないかもしれません。

認知症対策はメトホルミン対策だけで十分ではありません。高額な医療費を使用せずに最近判明してきた腸内環境を整え、血液脳関門やグリンファティックシステムなどにおけるグリアの脳内でのいろいろな働きを理解して、グリア対策を行うことで、認知症の改善につながるのではないかと思います。

1日も早く認知症に悩まれる患者さんや家族の方が、多角的な体内環境の是正を行い、腸脳相関をうまく是正して認知症から正常の高齢者に戻っていただけるように祈念しております。

最近私は国民一人一人が何をしたら良いのかを今や真剣に考えないといけないと思うようになってきました。読者の皆様、認知機能の低下を防ぐためには高い抗体薬やサプリメントを使うよりも誰もが実践可能な安価で効果が実証された方法の実行と、腸内環境を整えて、脳の防御機構である血液脳関門の健全化、脳細胞、脳血管の健全化が大変大事です。

この本を読んでいただくと認知症予防のヒントは特殊なものではないことがわかると思います。中年を過ぎたら日々の食生活の改善、食品添加物などに含まれているリンに対する警戒、生活習慣の改善、無駄な抗生物質・プロトンポンプ胃薬・便秘薬や、睡眠薬の使用防止（日中光に十分当たりメラトニンの活性を上げ、有酸素運動を行い、昼寝は30分以内に抑える、夜寝る2～3時間ぐらい前に入浴して体を温めてから就寝する）などの注意点を守るだけでもずいぶんと効果が得られるのではないでしょうか？

アミロイドβの抗体薬などの治験がどんどん行われて良い結果が出そうだと思ったら、FDAから2022年4月7日には高齢者に対する保険適用を中止するというような通達が出て、結局一つの物質を目標にしてその除去薬で、認知症のすべてを解決することは無理なのではないかと思った次第です。

１９０６年にアルツハイマー博士がアルツハイマー病（ＡＤ）の最初の報告をした時に①アミロイドβの蓄積、②神経原線維変化、③脂質の流失という3点が見られたのですが、①と②には関心が払われ治療研究が行われて来ましたが、③に関しては顧みられておりません。神経線維にはミエリンが被覆しておりミエリンの7割は脂質で出来ています。ミエリン崩壊が進めば当然③の脂質の流出が見られるはずです。

今までの治療研究は①に対するものが大半であり、最近②に関するものが少しずつ出てきているのが認知症の治療研究ではないでしょうか？　遺伝性ＡＤはともかくＡＤの大部分をしめる孤発性ＡＤでは①、②、③を治療のターゲットにした研究が必要なのではないでしょうか？

漢方薬の効能を無視する学者が多いようですが、抑肝散《よくかんさん》や人参養栄湯《にんじんようえいとう》に含まれる陳皮、桂皮などが認知症の改善に役立つのであれば、アデュカヌマブやＮＭＮサプリメントなど高額治療薬に代わって漢方などを試みる価値があるのではないかと思う認知症専門医がいても不思議ではないと思います。おりしもてんかんの世界でも神経細胞一辺倒の治療目標からグリアに目を向けた治療が提唱されつつあります。

さらに、腸と脳の深い関係もクローズアップされてきました。ＡＳＤやＡＤＨＤあるいは統合失調症でさえも腸の調子を整えるＦＭＴの有効性が発表され始めました。私はテニスをやっておりますが、時々足の筋肉が痙攣して止まらなくなり非常に痛い思いをしますが、ツムラ68番芍薬甘草湯《しゃくやくかんぞうとう》を飲むと劇的に効果があります。

学問の世界でも一発逆転サヨナラもたまには良いですが、孤発性ADに関しては後にご紹介するFinger研究のように多因子の改善によって記憶機能を除けば、ある程度の結果が出ております。我々凡人は認知症という疾患に対して不老長寿遺伝子、脳腸相関、グリアの働きの理解とその治療など多角的に正攻法で治療を考えることこそ、難治性てんかんや、認知症の治療も成功につながるのではないかと思い、本書〝脳の新たなスター グリア〟を皆様にお届けします。

第 1 章

抗老化薬

注目されるNMN（ニコチンアミドモノヌクレオチド）

抗老化に関する研究が注目を集めています。中でも注目度が高いのが、ＮＭＮ（ニコチンアミドモノヌクレオチド）の摂取による老化制御です。ＮＭＮカプセルは、老化を遅らせ健康寿命を延ばす可能性のあるサプリメントとして社会実装が進められています。

ＮＭＮのサプリメントも数多く販売されていますが、老化制御に至るまでのサプリではその価格が問題になっており、今のところ資産家などにしか手が届かないようです。赤ワインに含まれているレスベラトロールが老化制御に関連するようですが、老化を防ぐには1日に赤ワインを大量に飲む必要があるようです。

今のところは安価・高品質のＮＭＮ（ビタミンＢ３）をどうやって作成するかという問題と、実際の臨床効果はどうなのか、副作用は？　など解決すべき問題が多いようですが、Sirtuinという老化関連遺伝子は日本人の研究者今井眞一郎教授らが発見したものですので、日本でこれらの研究が開発されてしかるべきかと思います。

ＮＭＮ摂食群の筋肉内でインスリン感受性が平均25％上昇し、２型ＤＭやその予備群で低下する糖の取り込みが改善しました。ＮＭＮを多く含むブロッコリー、枝豆、アボカド、トマトを出来るだけ摂取する事も大事です。

ＮＭＮは、ビタミンＢ３からつくられる比較的小さな化学物質です。この食品成分が「老化を抑え、寿命を延ばす可能性がある」物質として世界的に注目を集めるようになったのは、２０１６年のことでした[1]。

我々認知症の治療研究に携わっている臨床家としては、今後のＮＭＮ治療の発展を注意深く追跡する必要があると思います。まえがきで述べたメトホルミンもＮＭＮと何か関係があるかもしれません。少なくとも値段は雲泥の差がありますので、これからは安いメトホルミンを主とした治療を行い、２型ＤＭを減らして日本の認知症患者の増大を防ぐ施策が必要ではないかと私は思います。

また、世界的に発達障害を抱えた子供たちが増えています。

脳波にてんかん性異常があり、社会生活が出来ず、両親や学校の先生も困り果てております。

２００４年、腸内細菌が動物の脳と行動に影響を及ぼす事を示す最初の論文が、九州大学の須藤信行先生のグループから発表されました。２０１１年にはマックマスター大のフォスターのグループが、腸内細菌の有無がマウスの性格を決めるという発表を行いました。また２０１４年の終わりごろにマズマニアンがアメリカの脳科学会に「腸内細菌と脳：脳科学におけるパラダイムシフト」という講演をして、腸脳相関は決定的に新しい研究分野として認められました。

須藤先生は無菌マウスと通常マウスへのストレスの効果を調べ、無菌マウスは通常マウスに比べてＡＣＴＨとコルチコステロンの放出量が著しく増加していることがわかりました[2]。これが腸内細菌の重要性を示した最初の論文です。現在ではＡＳＤ、ＡＤＨＤの患者さんにＭＢＴを行い、症状の軽快が得られています。この点に関しては後ほど詳述します。

私は認知症（ＭＣＩ　軽度認知障害）患者にも高率に脳波異常が見られる事、腸の問題を抱えている認知症の患者は少なくない事などから、子供さんにＦＭＴ（糞便移植）の効果があるなら、認知症の患者さんにも効果がありはしないかと考えています。

いずれにしても、このような第２の脳の問題や、ＢＢＢ（31ページ参照）の問題、さらに迷走神経を経由して脳に腸の病態が影響を及ぼす事実は、大人でも子供でも同じではないかと勝手な妄想を抱いています。

では、読者の皆さんをＭＣＩ認知症の世界へいざないたいと思います。

1）Long-Term Administration of Nicotinamide Mononucleotide Mitigates Age-Associated Physiological Decline in Mice.Mills et al., 2016, Cell Metabolism 24, 795–806, December 13,2016ª2016 Elsevier http://dx.doi.org/10.1016/j.cmet.2016.09.013.

2）J Physiol 2004,558:263-275.

第2章

ミエリンの減少と認知症の関係

脂質の流出に注目するミエリン仮説

アルツハイマー型認知症（AD）克服の夢は21世紀の最大の関心事です。日本の認知症学会では可溶性アミロイドβオリゴマー仮説が主流となっていることは、最近の大分大学神経内科・松原悦郎教授の発表（第27回認知症学会セミナー）でも強調されています。

しかし、一方2021年6月FDAで条件付き承認となった抗アミロイドβ抗体 Aducanumab は、2022年4月に高齢者の保険適応から外されています。ヒトの脳にアミロイドが蓄積すると、神経細胞が死ぬという事実がアミロイド仮説の正当性を立証することになりますが、ヒトの脳でその証明に成功した研究はありません。

確かにアミロイドβの蓄積と神経細胞の減少がアルツハイマーで亡くなった剖検脳で見られることは事実ですが、アルツハイマー博士が1906年に報告した患者さんの脳では、①アミロイドβの蓄積が認められる、②神経原線維変化が認められる、③脂質の流出が認められるの3点が報告されております。今まで①と②ばかりが強調されていましたが、③については黙視されていたのです。

ミエリンとは髄鞘のことで、神経細胞から出ている軸索突起（アクソン）の周囲を取り巻く鞘（サヤ）のようなもので、このミエリンをつくっているのはオリゴデンドロサイト（乏突起細胞）です。

ミエリンの素材ですが、7割が脂質、3割がタンパク質でできており、ミエリンの7割を占める脂質の内訳はリン脂質が43％、糖脂質29％、コレステロール28％になります。

とりわけ、リン脂質の中のホスファティジルコリンが重要となります。脳内にホスファティジルコリンが不足していると再ミエリン化が出来ません。年齢が進むと若い時に盛んに行われていた再ミエリン化が不良になり脳の機能が衰える重大な原因になりますし、ミエリンが崩壊すると脂質の流出が認められるようになります。

即ち①と②ばかり注目がされていたのですが、③に関しては無視されていたと言うのが今までのＡＤ治療の方向性でした。我々はこの③に注目して脳のミエリン化を促進するような治療法を模索しておりました。①と②を無視するのではなく、③に関しても治療の研究がなくてはＡＤの治療は成り立たないと我々は考えております。

ミエリンとは？

ＡＤ患者の脳では白質の異常とともに、ある物質の減少が著しいことがわかってきました。それがミエリンです。

近年までは単なる神経のさやとして認識されていましたが、脳の高次機能に深く関与していることが最近の脳ＭＲ検査で次々と報告されており、まず①年齢とともにミエリンの障害が進むこと、②ミエリ

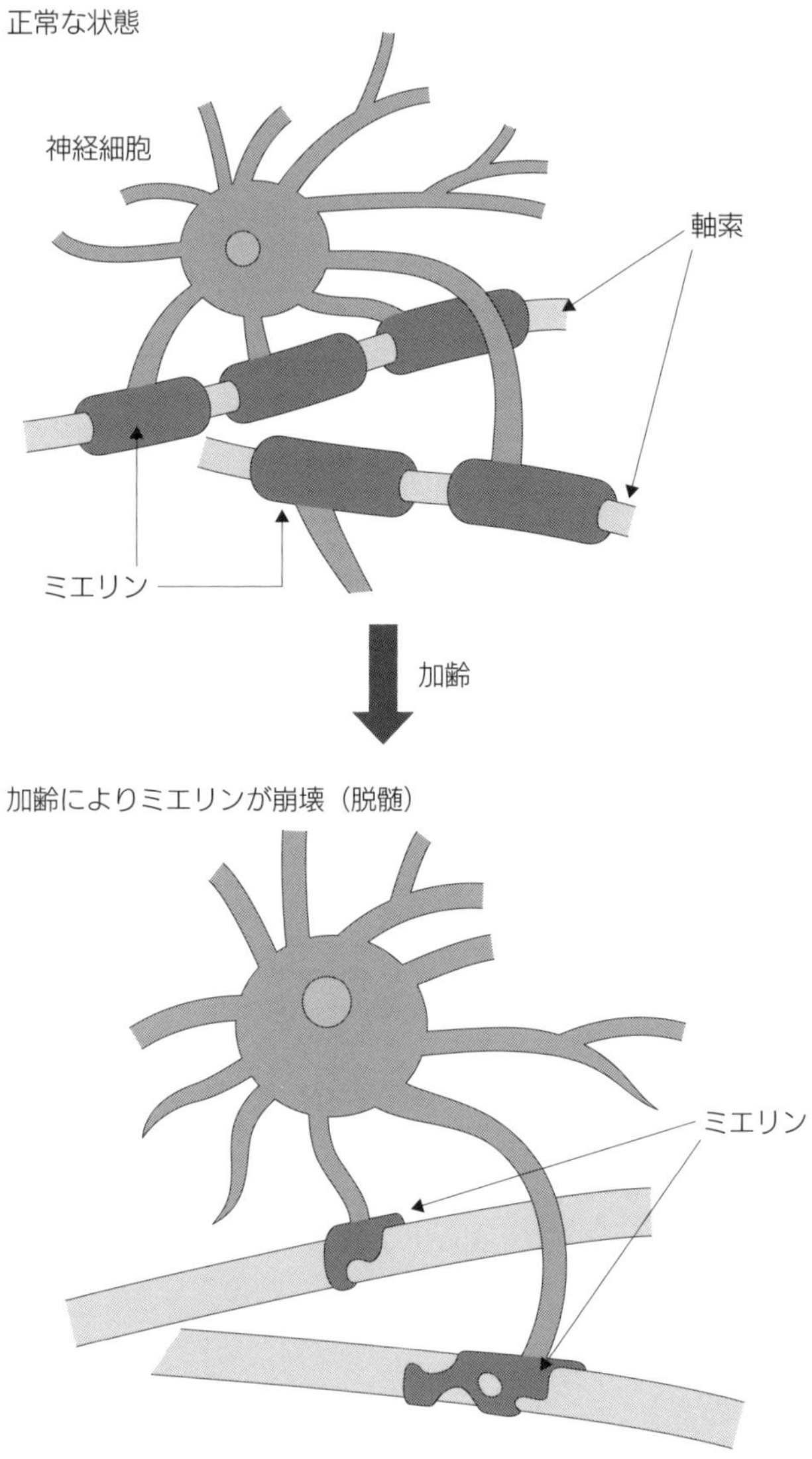

図版１　加齢によるミエリンの変化イメージ

ンが障害されることとてんかん発作との関連が報告されており、③ＭＣＩ（軽度認知障害）の患者さんの脳ＭＲを調べると、拡散強調画像の分析で右頭頂葉、左後頭葉に障害が健常者に比べて障害有意に認められたなどの報告があります。

軸索を取り巻くミエリンは電線のカバーのようなものです。神経情報を伝達する電線が脂肪の膜で覆われているわけです。電線と異なる点は、カバーが隙間なく巻かれているのが電線ですが、ミエリンはある一定の間隔で隙間があり、軸索がむき出しになった部分だけを情報がポンポンと飛ぶように伝わる仕掛け（跳躍伝導）になっており、そのミエリンが覆っている分だけ、ミエリンがない軸索に比べて伝動速度が速くなっています。

脳ではこのようになるべく情報が早く伝わるようになっているのですが、末梢神経ではミエリンのない神経線維があり、痛みや温度覚などを伝えるＣ線維ではかえって情報が早く伝わらないような仕掛けになっています。

高年齢になると生理的なもの忘れと称して、年のせいだから仕方がないなどと言っておりますが、これはミエリンがボロボロになって思い出すのに時間がかかるようになっているせいかもしれません。時間が経つとあとからひょっと思い出すのもミエリンの障害なのかもしれません。ミエリンは隙間をつくりながら規則正しく正常に巻かれていることが大切のようです。

１９６４年、Terry 博士らは60代の認知症女性３人の開頭手術（ロボトミー）の際に脳の一部を採取して電子顕微鏡で観察した結果を報告しました。認知症患者さんの脳にはアミロイドβの蓄積や神経原線維変化が見られただけでなく、まだ正常な神経細胞の周囲に崩壊したミエリンから流出したと思われる脂質が蓄積しており、患者さんの脳内ではミエリンの崩壊（脱髄）が著しく、神経細胞の崩壊よりも脱髄の方が先に起こったようだとのコメントがありました。

物事を一面だけ捉えるのではなく、アルツハイマー博士が報告したように老人班、神経原線維変化、そしてミエリン（脂質）の変化を総合的に治療の目標にすることが、ＡＤ治療では大事ではないかと思います。

ミエリンは壊れても再生します

老化してミエリンが劣化した神経細胞では、もう情報伝達ができなくなるのでしょうか？

言われているように神経細胞の再生はなかなか困難なようです。今でも神経細胞の新生に関しては大人になったら再生はほとんど見られないという論文と、見られるという2説があるようですが、実際はそれほど盛んではないが新生神経細胞は見られるという学説が正しいのかもしれません、私たちの手術した患者さんの海馬の新生神経細胞の有無を調べた研究ではこのことが一応証明されたと考えています。

一方、ミエリンは崩壊が顕著になるのは30〜40代からです。健全な脳では劣化したミエリンはオリゴデンドログリアが健全であればすぐに修復されるはずですが、高齢者になると修復機構に翳りが見えてくるので、何らかの手立てでこのオリゴデンドログリア—ミエリンの系を賦活してあげなければなりません。

この考えは私共が作成したミエリン活性化サプリメントの基本的な戦略であり、理論が合っていても、臨床的な有効性が証明されなければ患者さんにお勧めすることはできないので、それを証明するために、今回２０２３年春頃から臨床試験を計画しているわけです。

ミエリンの製作者オリゴデンドロサイト

ミエリンとなってバウムクーヘンのように軸索に巻き付いている細胞は、オリゴデンドロサイト（希突起膠細胞またはミエリン形成細胞）と呼ばれていますが、以下オリゴと略させていただきます。

オリゴは先端を風呂敷のように広げ、幾重にも重なって軸索に巻き付けます。オリゴはミエリンの形成と再ミエリン化を行うだけでなく、神経細胞自体に栄養補給をしています。即ち星細胞（アストロサイト）とオリゴは神経細胞の栄養補給も行っており、この栄養補給によって神経細胞の生存が可能になっているのです。

一つのオリゴには約20本程度の突起があり、それらを軸索に巻き付けてミエリンをつくります。つまり1個のオリゴが機能不全になると、その20本ほどのミエリンが脱髄状態になります。

また白質内オリゴにも星細胞にもkイオンの調整をしているKir 4.1というイオンチャネルがあり、病変によっては反応性グリアとなり、細胞外のkイオンが何倍にも増加しててんかん発作を起こすことも動物実験などで証明されています。

ミエリン再生のカギはMBP

オリゴがおかしくなった時に活性化して再ミエリン化を促すにはどうすれば良いのでしょうか?

オリゴには前駆細胞(oligodendrocyte precursor cell:OPC)があります。成熟してそれぞれの機能を発揮できるようになる前の段階の細胞が前駆細胞です。

OPCがないか絶対量が少ない場合や、OPCはあるがうまく分化・成熟しないでオリゴになれない場合には、再ミエリン化はうまくいきません。今までに行われたさまざまな研究によってミエリン基礎蛋白(myelin basic protein:MBP)、特に21.5Kdが再ミエリン化には最も重要な役割を担っていることがわかってきており、MBPを欠損させたマウスのOPCの性質を調べたところOPCの分化が抑制されていることがわかっています。

動物実験では人参養栄湯の成分である陳皮（温州ミカンの果皮）が、再ミエリン化に有用です。陳皮の有用2成分が判明：ヘスペリジンとナリルチン、これらはフラボノイドの一種ですがフラボノイドには抗酸化作用、デトックス作用、アンチエイジング作用、ストレス緩和作用、がん抑制作用、免疫調整作用などさまざまな効果があります。陳皮はヘスペリジンを豊富に含有していますが、ナリルチンは少なく、じゃばらにはナリルチンが豊富に含まれていることが判明しましたので、サプリメントにはこの2種が適量ずつ含有されています。

ミエリンの素材をつくり出すアルファ・グリセロホスホコリン：レシチンは自然界に存在するリン脂質で、卵黄や大豆に多く含まれています。このレシチンとホスファジルコリンは同じものです。これが不足すると脳は顕著な脱髄をおこします。ホスファジルコリンはアルファ・グリセロホスホコリンからできますのでアルファ・グリセロホスホコリンをとる方が効率よくレシチンを補えます。この物質は水溶性で加熱や酸化に強く、ＢＢＢを通過して脳の中に入ります。即ち脳内でホスファジルコリンを増やすことができるので必然的に再ミエリン化が促進されるというわけです。これらは動物実験でも証明されています。

脳機能の維持に重要な星細胞：高等動物になればなるほど脳内に占めるグリア細胞の比率は高まり人では脳細胞の半分はグリアであるようです。脳内で炎症などの緊急事態が発生すると多くの星細胞が患部に集合、炎症の鎮静や損傷部分の修復にあたります。炎症が継続すると反応性星細胞となりグリア瘢痕を形成します。この反応性星細胞が難治性てんかんの原因になるという研究報告は山梨大学から報告されておりのちほど説明します。星細胞の健全化には桂皮（シナモン）が役立つようです。星細胞は神経細胞のように電気的活動はしないと思われて来ましたが、金村氏らの最近の報告では星細胞の微細突起に限局してカルシウム twinkle（キラキラとした星の輝きに例えた）という電位変動が発生することが確認されています。[1)] 立ち上がりから減衰迄60秒以上かかる比較的ゆっくりしたシグナルが出ているここが確認されています(図版2)。実際の人の脳でのグリア細胞の直流電位変動については後の章で詳しく説明します。

また、星細胞が神経細胞に分化したという Brulet R らの研究報告も２０１７年に既にあります。またシナモンはカムサップ1と言うタンパク質を動かして反応性星細胞や星細胞のモンスター化を防ぐという報告もあります。

また、グリンファティックシステム・ＢＢＢの主役も星細胞が担っており、またてんかん発作焦点ではまず最初に動くのはグリア（星細胞?）であり、数秒遅れて神経細胞の発火が起こる事実が報告されており、良きにせよ悪しきにせよ脳機能の重要な役割の殆んどに関係していると言っても過言ではありません。

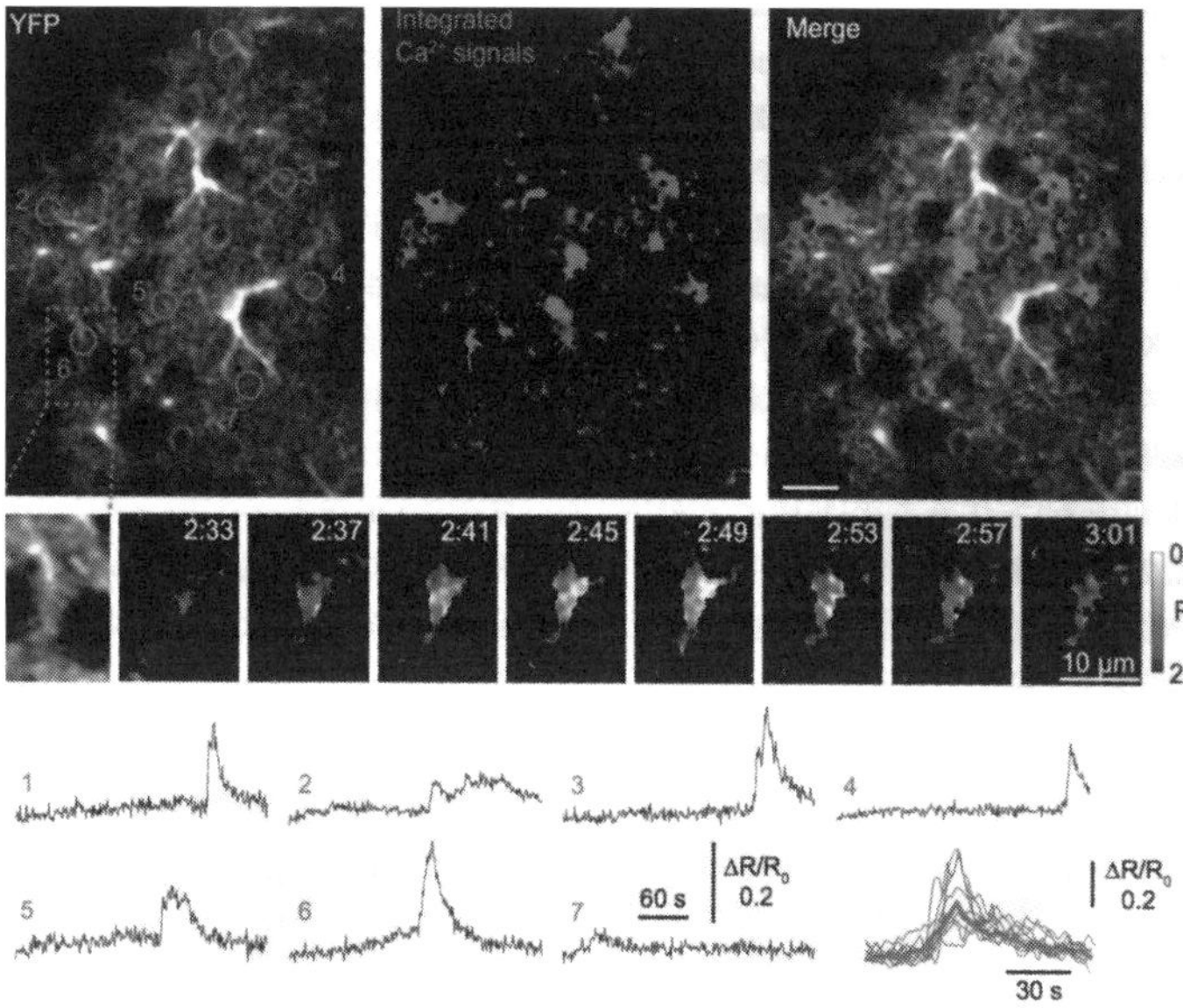

図版２

1）Kanemaru K, In vivo imaging and controlling methods using a transgenic mouse strategy for analysis of astrocytic Ca++ signals and screening of Ca ++ dependent neuromodulating factors. Dementia Japan 36:204-212, 2022

第3章

脳と関係する腸の働きとは

〝腸脳相関〟の視点で腸の働きを考える

腸の働きは、消化吸収だけではないということがわかってきました。この章は一般財団法人辨野腸内フローラ研究所理事長の辨野義己博士の記述を参考に記載しましたことをお断りします。

小腸は生命に重要な臓器で免疫が発達しているので、他の臓器より病気が少なく、小腸のがんもまれです。

大腸では水様だった内容物が徐々に水分を吸収し、便の形状に仕上げます。結腸・直腸で大腸がんの発症頻度が高いのは、有害物質の発生が多いからと考えられます。大便の成分は、ほぼ80％が水分です。加齢に伴って腸内細菌の状態も変わってきます。一般成人の腸内細菌で培養可能な菌のうち、20％がビフィズス菌などの「善玉菌」、10％は大腸菌やクロストリジウム属などの「悪玉菌」で、残りが善玉菌としても悪玉菌としても働く可能性を持つ「日和見菌」です。それが、加齢によりバランスが崩れ、善玉菌が急激に減り、悪玉菌が増加していきます。

このように腸管運動が鈍くなることや、腸内細菌のうち、ビフィズス菌が減少・消失する変化を「腸年齢の老化」と呼びますが、これによりさまざまな生理機能が低下し、腸内でつくられた有害物質が腸管から吸収され、老化がさらに加速します。

腸内で生まれた抗体が、脳に入り込む可能性も

私は脳のきれいさに魅せられて脳外科医になりました。

特に海馬という側脳室内にある記憶と密接な関係にある構造は、白銀色に輝く構造で神秘的です。私の教室員の中には息子さんに海馬という命名をした先生もいらしたぐらいです。

何となく腸というと脳の諸構造とは異なり、臭いある構造で脳とは無縁のものと思っておりました。しかし、最近は腸脳相関などという言葉が出てきて脳と腸はそれぞれ別個に多くの神経細胞を有しており、脳で考えたことは腸に、腸で起こったことは脳に相互に強い連関があることがわかってきております。

例えば腸の不調でαシヌクレインが生成され、迷走神経を伝わって脳にこの物質が蓄積しパーキンソン病やレビー小体型認知症になる可能性が科学的に証明されるようになってきました。また腸内細菌というものには、コレステロールではありませんが、善玉菌、悪玉菌、日和見菌などという分類がされて、悪玉・善玉・日和見菌の割合は人それぞれに於いて独自の構成を持ち、生涯に亘ってあまり変わりがなく個人差があるという事もわかってきております。

また、脳には星細胞が主役をなす血液脳関門がありＢＢＢ（Blood Brain Barrier）と言われておりますが、このＢＢＢは血液などから脳に有害物質が侵入しないような関所を構成しておりますが、炎症、薬

剤、後でご紹介するような超音波などによって一時的にせよ関所が開くことがあります。そうすると、脳に入ってはいけない物質、細菌、ウイルス、抗原などが脳内に侵入していろいろな悪行を働くこともあれば、場合によっては化学療法剤などが脳腫瘍組織周辺に充分関所を潜り抜け、予想以上の効果を発揮する場合もあるでしょう。

一方で、小腸にも血液小腸関門があります、消化されて小腸まで届いた食物、細菌、ウイルス、金属などは、小腸のバリアーが健全であれば血液に触れることはなく、血液に触れなければ抗体などは生成されません。しかし、炎症やその他の原因によってバリヤーが緩むと、たちまち有害物質に対する抗体などが全身の血液内に生成され、同時に脳のバリアーも緩んでいると脳内にも一時的にせよ自由に侵入する事になり諸悪の根源になるようです。ＢＢＢがたとえ健全でも、腸内で生まれた抗体などは迷走神経を伝わって脳に容易に入り込む可能性があります。

小腸のタイトジャンクションは、余程のことがないと緩まないのでしょうか？　小麦の中にはグルテンというタンパク質が含まれていて小腸で分解されますが、アミノ酸まで分解されない場合ペプチドになり、このグルテンペプチドが小腸粘膜の受容体に結合すると、タイトジャンクションを緩める物質としてゾヌリンというタンパク質が放出されます（２０００年にファザーノが発見）。

ゾヌリンはタイトジャンクションを緩め、leaky gut 状態が起き、腸の粘膜に炎症が起きます。かくして腹痛や下痢が起きるばかりではなく細菌、ウイルス、金属などが血液内に侵入、それらに対する抗体が出来るわけです。

ですから、単なる腹痛・下痢でとどまっていれば良いのですが、度重なる腹部症状は腸脳相関を起こし、脳にも甚大な障害を加える恐れがあります。

後にご紹介するデトックス社の抗体検査は、異常な抗体の存在を感知して、修復するという理にかなったアイデアで生まれたシステムです。

母親の腸内環境が子供にも影響する

産褥期という大事な時期に感染症・強いストレス・外傷などが母体に加わると、この腸血液関門にも異常が生じ、腸内細菌の異常も起こる可能性があります。生まれてくる胎児は産道を通る時までは腸内細菌はほとんどない状態ですが、産道を通るときに母親の腸内細菌が移行します。即ち、母親の腸内細菌のコピーの様な状態が、胎児の腸内細菌にも起こるのです。従って母親の腸内細菌の異常があった場合には、そっくりそのまま胎児に異常が移る可能性があります。

現在、日本だけではなく世界全体でＡＳＤ（自閉症スペクトラム）、ＡＤＨＤ（不注意、多動性・衝動性）などが増加傾向をたどっており、社会的にも大きな問題になっていますが、なんとＡＳＤ、ＡＤＨＤの子供たちに腸内細菌の異常が見られるのです。また国立精神神経センターのてんかんセンター長中川部長によりますとＡＳＤ、ＡＤＨＤの子供たちにてんかん性脳波異常が高率に見られます。ここにも腸・脳相関が窺われます。

この事実に追い打ちをかけるように、ＦＭＩ（糞便移植）をバンコマイシンで腸内細菌異常を是正した後に、浣腸あるいは経口的に健常人の腸内細菌を移植したところ、高率にＡＳＤ、ＡＤＨＤの子供たちに臨床的な回復が見られ長期に持続したという事実があります（Central Florida 大学の小児科サンドラー教授）。

第4章

腸内環境が脳に影響を及ぼす

腸内細菌と脳の関係

科学者たちは腸内細菌が脳にいかなる影響を及ぼしうるかを研究し始めました。腸内細菌がある種のパーキンソン病、自閉症スペクトラム障害などに関係するかを研究し、場合によっては腸内細菌がビタミンB３などを産生し、Ｂ３が血流にのって脳に運ばれ運動ニューロン病の改善につながる場合もあるようです。

２０２１年2月の『Nature』という有名な英文誌に論文が掲載されました。腸の糸状の細菌が感染妊娠マウスの免疫システム（ヘルパーT17細胞）を過剰に刺激して、ＩＬ17というサイトカインができ、胎盤を通過して胎児の脳まで到達し、胎児の発達を変えて自閉症の一種であるＡＳＤ症状を呈するようになります。

腸内大腸菌の株がcurliというタンパクをつくり、αシヌクレインというタンパクを誤って作成し、そのタンパクが迷走神経を経由して脳に送られパーキンソン病やレビー小体型認知症の症状を呈するとも書かれています。

腸管免疫と多発性硬化症との相関について、順天堂大学免疫学教授・三宅幸子氏らは次のような報告をしております（PLoS One 2015［PMID: 26367776］）。

多発性硬化症では、短鎖脂肪酸を代謝産物として産生する腸内細菌が健常者に比して有意に少ないので、自己反応性T細胞を抑制する制御性T細胞が減少し、他方では脳の常在免疫細胞であるミクログリアが髄鞘を含む自己の細胞への攻撃性を示したり、中枢神経の髄鞘形成・脱髄抑制・再髄鞘化を担うオリゴデンドロサイトの形成が阻害されたりします。

帝京大学精神科教授・功刀浩教授はうつ病患者ではビフィズス菌や乳酸桿菌などいわゆる「有用菌」の数が健常者より少ないことを示唆する結果を報告しています。このように免疫学の素養が脳疾患の理解に不可欠であることが最近わかってきました。

このように腸脳相関という概念は腸の状態が人の脳に著しく影響を与えるということで、最近は特に腸内細菌や日常の食生活にも注意が必要になってきています。

腸内のものが腸管壁から漏れて血液に侵入することがわかってきました。この状態をリーキーガット症候群（腸管壁漏洩症候群）と呼んでいます。血液と体のあらゆる器官には壁があって相互の乗り入れを防止しています。脳にもその関門があり血液脳関門と呼んでいます。

また、腸と脳は相互に迷走神経で連結しています。ですから脳・腸・迷走神経・血液などの関門（壁）がおかしくなるとお互いの交通が自由に行われ、『Nature』に出ているような現象が起き、問題となってきているのです。

最近、『ポツンと一軒家』というテレビ番組が好きで私はよく見ていますが、昨日は熊本のポツンと一軒家でした。生まれ育った家に居を構え、大阪で会った奥さんと結婚式を一軒家で挙げ、奥さんの母親も近々一緒に住むということですが、畑で取れる大根やキャベツなどが本当に無農薬で大きく育ち、味が抜群でこれを料理して食べているせいか夫婦とも66歳、70歳ですがすごく元気で幸せそうでした。

病気知らずで、今までポツンと一軒家では日本食レストランを開き1日ひと組のお客さんに美味しい料理を出して2年先まで予約が詰まっていたのですが、コロナの影響で予約を全部断り、レストランもやめたそうです。

しかし、この一軒家では災害知らず。孫や家族がおいしい食事を楽しみにしょっちゅう来るのでとても幸せだそうです。

この一家では腸内環境が良好に保たれ、脳も健全というわけです。都会で暮らしている我々にはどのように食事の内容に気をつけるかなどの情報はこの章の終わりの部分を参照していただきたいと思いますが、まず、私の身近に起きた事例で少なくともこのリーキーガット症候群が病気の一因ではなかったかという事例をご紹介します。

2022年2月朝日新聞に本の広告が出ていました。『東大教授、若年性アルツハイマーになる』という広告を家内が見つけて「これは若井先生の本だね」ということで、早速その本を購入しました。

何しろ、若井晋先生は東大の47年卒業の優秀な先生でした。私が昭和43年卒業で、同級生には神の手として有名な福島孝徳先生がいましたが、若井先生は福島先生にも勝るとも劣らない将来を約束された俊秀な方で、東大国際地域保健学教授にもなったことは周知の事実でした。

若井先生が若年性認知症に罹患して2021年に亡くなったと聞いていましたが、一体どんな生涯を過ごされたのか?

今までは何も聞いていなかったのですが、奥様が若井先生の病気の詳細を書いて本になったということで、一気に読了しました。読後の印象ですが、若井先生は本当に若年性アルツハイマー病で亡くなったのだろうかという疑問が沸々と湧いてきました。本の中26ページから28ページにかけての記述が特に気になりました。

「海馬に異常がないのに、どうして」。28ページには「気がかりはむしろ、原因不明のまま続く下痢と、激務のほうにあったからです」と本の中にも書いてありますが、我々脳外科医が得意であるMR読影で海馬が両側とも萎縮がなく、若井先生自身が「僕は本当に若年性ADなのだろうか?」としばしば自問自答されていたということと、原因不明の下痢のことが書いてあったからです。

さて、若年性認知症とはどういう疾患なのか、厚生労働省が2009年に発表した若年性認知症の調査によると、患者数は調査時点で4万人弱。人口10万人(18~64歳)あたりの若年性認知症者数は、47・6人になります。男性の方が女性よりも多く、推定発症年齢の平均は約51歳でした。

若年性認知症は、脳血管性認知症とアルツハイマー型認知症(AD)の二つが圧倒的に多く見られ、

2疾患で6割を占めます。脳血管性認知症の割合が多いことは、若年性認知症の特徴といえるでしょう。

若井先生が脳血管性認知症であったということは彼が脳外科医であったことから考えにくい。また、ごく稀であり、完全には解明されていませんが、若年性ADについては遺伝による「家族性アルツハイマー病」がみられることもあります。家族や親族にADがある場合は、可能性があると言えるでしょう。

若年性認知症の初期症状は、正常圧水頭症、脳腫瘍、うつ病、更年期障害などの他の疾患と鑑別がしにくいため、診断にたどり着くまでに時間を要する場合もあります。本の中では親族の方に認知症があったという記載はありません。また正常圧水頭症、脳腫瘍、うつ病は脳外科医である若井先生及び周囲の先生が診断を誤ることはないと思います。

結局、若井先生の病気では家族歴はなく、若年性アルツハイマー病だけれども、両側の海馬の萎縮はほとんど見られないというふうに解釈するのが妥当なのだと思います。

ただ、この本の中に気になる記載があります、若井先生はハンバーガーやドーナツが好きで、慢性の下痢に悩まされていたという記載です。私も経験がありますが、インドネシアや東南アジア諸国、インドに行くと、決まって下痢に悩まされます、若井先生は仕事の性質上頻繁に東南アジアなどに行っておられたようです。

脳と腸は蜜月の関係

胃からはグレリンというホルモンが分泌されており、グレリン分泌調節の最も重要なファクターは摂食です。血中グレリン濃度は空腹時に上昇し、食事の摂取後に減少します。どのような仕組みで空腹や満腹のシグナルがグレリン分泌調節に関与するのかは、はっきりとはわかっていませんが、血中グルコース濃度が重要だと考えられています。

腸内細菌叢は食事内容の影響を大きく受けるため、ディスバイオシスの原因となるライフスタイルを避ける必要があります。

アメリカ留学時にハンバーガーやドーナツが好きで、やや欧米型の食事に傾き、仕事の関係で何回も発展途上国を歴訪して、その都度下痢や腹部の不調が度重なり、腸の内皮細胞の障害によりアミロイドやタウなどが産生されて、血液脳関門が緩くなり、脳内にアミロイドが溜まる状態が加速され若年性アルツハイマーを発症したという可能性はどうなのでしょうか?

今の世の中でも治療することは困難だとは思いますが、後5年ぐらいで大きく認知症の治療も変化することが予想されます。もう少し遅くに発症してくれていたら、若井先生の認知症を治すことができたのかもしれないと思うといてもたってもいられずに、少しでも認知症に苦しんでいらっしゃる患者さんや家族の皆さんの助けになればと思い、この本を上梓することになりました。

デール・プレデセン教授は、アルツハイマー病の36の危険因子を提唱し、リコード法として発表しています。

私が毎週火曜日に脳神経外科もの忘れ外来を行っている東京クリニックでは特に第4週の火曜日にはリコード法を中心とした検査を行っており、患者さんの中にはリコード法の検査を希望されて来院される方もいらっしゃいます。インスリン抵抗性、ホモシステイン値などの測定、金属イオンの血清値などを検査しています。ビタミン値などを測定して結果を患者さんに説明し、不足分の補正、高値の是正などをその後の外来にて指導しております。

その他にADの発症危険因子としてはアポリポ蛋白の遺伝子型多型の検査も時に行っていますがいずれも健康保険による診療では無いので保険外診療となっています。

また私の妻の友人でデトックス社の北原社長は、リコード法とは異なるサイレックス社によるBBB透過性スクリーン（アレー20抗体検査）、消化管の抗原透過性スクリーニング検査（腸もれ検査）、複数の粘膜での免疫反応性検査、過敏性腸症候群と小腸内細菌増殖症のスクリーニング検査、食品IgG免疫検査（90～180品目の食品抗原に対するアレルギー反応性を測定）、生活環境内化学物質、有害金属（水銀、ニッケル、コバルト、カドミウム、鉛、ヒ素など）などに対する免疫耐性の喪失を検査、ウイルス、寄生虫、カビ、スピロヘーターなどの病原体に対する免疫反応を検出します。これらの検査をサイレックス社で行い、その結果を丁寧に説明して治療法についても detection, remove, repair の方針で対処していただけるようですが、コストがかかる事は言うまでもありません。

デトックス社の認知症に関連する7つの寄与因子（脳蛋白質、成長因子、腸管神経、消化菅酵素・神経ペプチド、病原体、化学物質、アミロイドβ関連食品、神経フィラメントとＢＢＢ）について判りやすく図示しました。

現在東京クリニックにても採血して血清遠心分離した検体をデトックス―サイレックス経由で検査可能になるように交渉中です。

このようにリコード法にせよ、サイレックス社にせよ、積極的に病因の分析を行い、その結果で原因の発見、除去、修復システムが、全体として米国での認知症患者の減少に繋がっているのかもしれません。

ここで腸脳ディスバイオシスに関連した抗体価検査などについて少し説明させてください。

米国サイレックス社から提案されている神経変性の鍵となるプロセス、アルツハイマーズリンクス検査を説明します（日本ではデトックス社が取り扱っています）。

アルツハイマー病を含む認知症の臨床予備的な状態を把握することは、重大な脳障害が生じる前に早期治療が可能となるので大変重要です。

腸から脳への経路

①抗原や環境要因（食品蛋白質・化学物質・病原体・不健康でストレスに満ちた生活習慣）への暴露。

②腸管微生物叢の乱れや腸管バリアー機能の破綻（環境要因や抗原の血流への流入）から、免疫系統が炎症の原因となる環境因子に反応するため、免疫反応と全身性炎症を引き起こす。

③血液脳関門（ＢＢＢ）の破綻（炎症性分子の脳内への流入）により、環境抗原と交差反応抗体の脳内への流入。

④疾患につながる神経変性(これらの抗体と環境抗原は、脳内の神経組織を損傷し時間とともに悪化する)。

経口と経鼻経路

①経口経由と経鼻経由での抗原（病原体・化学物質・重金属）への暴露：これらの抗原は、扁桃腺や鼻腔や嗅神経の軸索を介して脳へ移動する。

②血液脳関門の破綻により、環境抗原と交差反応抗体の脳内への流入。

③神経変性により疾患が誘導。

外傷性脳損傷経路

①外傷性（ボクサー・アメフット脳症などが有名）脳損傷（Traumatic Brain Injury：ＴＢＩ）の発生。

②ＴＢＩが原因の身体的ストレスと精神的ストレスによりＢＢＢが破壊、環境抗原や交差反応抗体が脳内へ流入する。

③神経変性が疾患につながる。

ＢＢＢの破綻は、①成長因子の枯渇、②ミクログリア活性化、③神経毒性、④アミロイドβおよびタウ凝集、⑤疾患につながる神経変性を来します。

人口の約５％は、抗体欠乏症に罹患しており、総免疫グロブリンが低いと、抗体指数が低くなりますので、総 IgG, IgA, IgM のアッセイの追加検査をして正確に検査結果を解釈することが可能となります。

７つの鍵となる検査項目群を図に示します。

1. 脳蛋白質：免疫系は主に脳の外側で発生するさまざまな理由により、脳蛋白質に対する抗体をつくります。これらの抗体は血中を循環しＢＢＢが正常である限りは良いのですがＢＢＢに異常が起きるとこれらの抗体は脳内に侵入し脳蛋白質と反応して、神経炎症、変性を引き起こす可能性があります。ラパプチン－５蛋白質は比較的最近発見された蛋白で、微小血管内皮細胞に存在し、神経伝達物質の放出と神経細胞の成長を調節します。α－シヌクレインに対する高レベルのＩｇＧ抗体の検出は、病原体やその毒素（リポポリサッカライド、細胞致死性膨張毒素）、有毒化学物質、さらには食品抗原に対する抗体などの因子が、ＢＢＢを破壊したことを示している可能性があります。

2. 神経成長因子：ＡＤを含む認知症では成長因子の機能が異常になっています。血液中に成長因子に対する自己抗体が検出されると認知症の発症のリスクが潜在的により高くなったと言えます。

3. **腸神経、消化管酵素、神経ペプチド：**中枢神経系と腸管神経系の構造的な類似性により、中枢神経系に影響を与える抗体誘発性疾患の過程に、それと対応する腸管の神経系も巻き込まれる可能性があります。食品添加物として使用される食品添加物の微生物トランスグルタミナーゼ（ｍＴＧ）は人の組織トランスグルタミナーゼと交差反応をすることが証明されているので、トランスグルタミナーゼに対する高レベルのＩｇＧ自己抗体の検出は危険な兆候です。世界的に日常的に消費される数多くの食品にｍＴＧが含まれているので非常に重要な事実となります。

4. **病原体：**病原体とその毒素は胃腸やＢＢＢに障害を与えることがあるばかりでなく、アミロイドβやその他の脳組織との構造的類似性を有しています、そのために交差反応性により、これらの病原体に対する抗体は対応する脳組織に障害を与え、アミロイドプラークの形成を促進します。

5. **化学物質：**有毒化学物質やその代謝産物は直接脳に侵入し、神経細胞障害の原因になる可能性があります。それらはまた、人のタンパク質と結合して新たな抗原を形成し、アミロイドβ凝集に似たタンパク質のミスフォールディングを引き起こし、一方に対してつくられた抗体が他方を攻撃し、神経変性を引き起こします。

6. **アミロイドβと交差反応を引き起こす食品：**多くの食品蛋白は、アミロイドβと類似の構造を共有しているので、一方に対して生産された抗体は免疫システムが両方を攻撃する原因となります。

7つのバイオマーカー

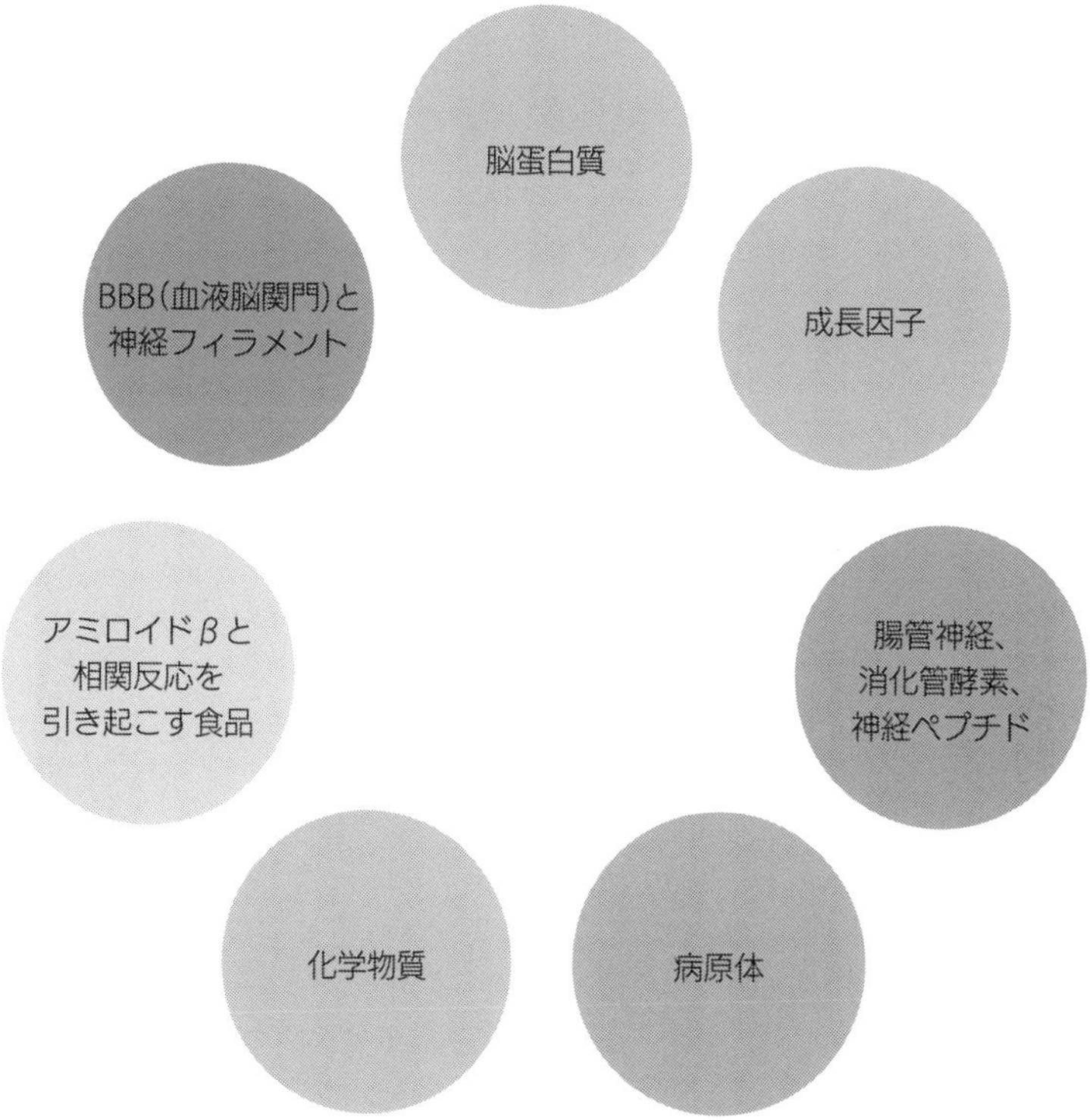
脳蛋白質
成長因子
腸管神経、消化管酵素、神経ペプチド
病原体
化学物質
アミロイドβと相関反応を引き起こす食品
BBB(血液脳関門)と神経フィラメント

7. ＢＢＢと神経フィラメント：

ＢＢＢの蛋白質に対する自己抗体の生産は、自己免疫への神経学的な扉を開きます。ＢＢＢが障害されると複数の自己反応性抗体が脳内に侵入して脳組織の障害の原因になります。特にクローディン５は脳内皮細胞の主要な細胞結合分子であり、アクアポリン４は星細胞の足突起に存在しています。神経フィラメントは神経細胞中に見られる中間系フィラメントで神経細胞や軸索の構造的な支援を行い、神経伝導速度に影響を与えています。これらはＢＢＢの構造と維持に関与する主要なタンパクです。研究者はＢＢＢを神経性自己免疫疾患や関連する認知機能の低下に対する非常に重要な防御シールドであると考えています。

神経フィラメントに対する自己抗体はマイクログリアの活動の活性化による神経細胞の損傷を反映していると言えます。

血液脳関門（Blood Brain Barrier：ＢＢＢ）

ＢＢＢは、末梢循環と中枢神経系の間の選択的な拡散バリアとして機能する、高度に特殊化された多細胞構造体です。Ｓ１００Ｂは、主に星状細胞によって発現される特異的なＢＢＢタンパク質であり、神経栄養因子および神経細胞生存タンパク質として機能します。

クローディン5は、脳血管内皮細胞のタイトジャンクション（密着結合）の主要な細胞接着分子です。これは、オクルディン、ゾヌリン、接合接着分子など他の密着結合構造と連携して機能し、脳血管内皮細胞を結合してBBBを形成します。

アクアポリンは、人の脳内の主要な水チャンネルタンパク質です。アクアポリン-4（AQP4）は、BBBの血管を支える星状細胞の終足やシナプスと接触する星状細胞の突起で豊富に発現しています。

ニューロフィラメントタンパク質（NF）は、微小管やマイクロフィラメントとともに、神経細胞骨格を形成するタンパク質ポリマーです。それらの主な機能は、軸索の構造的支援を提供することです。

外的環境と腸内環境のような体内環境には不健康な生活スタイル、食品添加物、防腐剤、などの有毒物質や細菌、真菌、腸内細菌叢およびそれから放出される毒素はエクスポゾーム（Exposome）と呼ばれ腸管における炎症の原因となります。

不健康な生活習慣によってどのように脳内の炎症が引き起こされる様になるのか

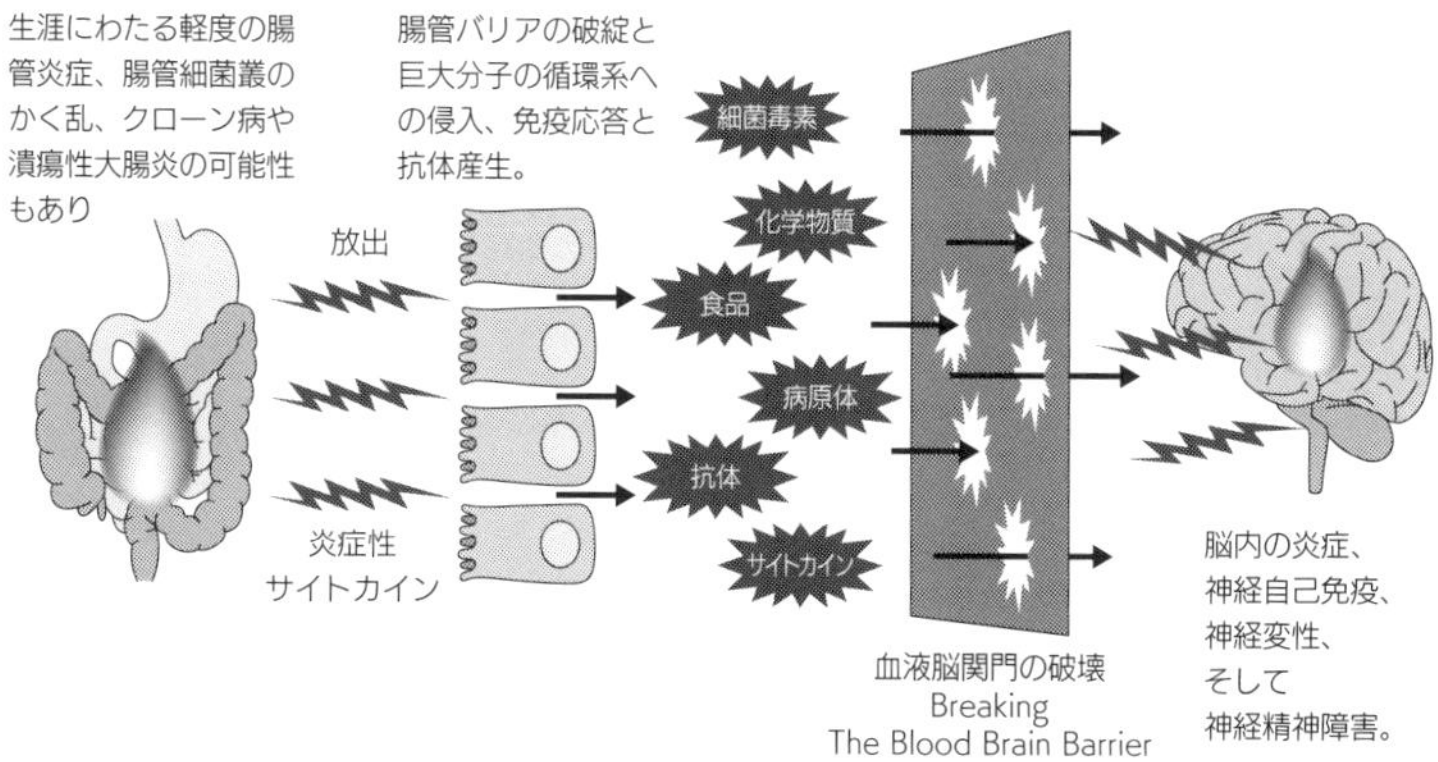

図版3

エクスポゾーム因子によって乱れた腸内細菌叢はリポ多糖類、細胞膨化致死因子、炎症性再特化因子を放出し、これがバリア構造を破壊する可能性があります。壊れたバリアは開いた扉のように、リポ多糖類、細菌性毒素、炎症性サイトカインなどの微小分子は血液中に移り免疫反応を起こし、抗体がつくられます。

アルミニウムや水銀などの有毒化学物質に対する抗体、グルテン、乳製品、ナッツ、レクチン、アグルチニンなどの食品に対する抗体、ＨＳＶ１（単純ヘルペスウィルス）などの病原体に対する抗体やサイトカインも含めて、血液内のこれらがＢＢＢのカーテンを破り腸の炎症が脳の炎症に波及していくのが腸脳相関です。トリガー因子を除去するか、もしくはバリアを修復しない限り、脳の炎症は収まらず、神経変性を生じ、神経症状を発現します。

デトックス社ではこれらのサイトカインや抗体を計測して異常値を感知（Detect & Remove）、さらに修復（Repair）するシステムを導入しています。

口内炎に対してはメシマコブ歯磨き（マッシュケア）が有効です。口腔内の衛生状態維持、口腔内環境改善のための口腔用組成物、特に殺菌効果、細菌等の増殖抑制効果に優れ、かつ人体に対する作用が温和な口腔用殺菌組成物を提供します。

キノコブタケ科メシマコブ（Phellinus linteus）の天然、栽培もしくは培養菌体由来のセスキテルペン誘導体を含む口腔用組成物、特にセスキテルペン誘導体が、γ－イオニリデン誘導体及び、またはドリマン誘導体である口腔用組成物。歯周病及びその関連疾患の治療剤または予防剤として、また、歯磨き剤、洗口剤、トローチなどの形態として使用できます。

私はこの歯磨きを使用してから口内炎とは無縁になりましたので、友人たちにも勧めております。

この話は口内の衛生のことですが、血管系の障害に対してはミミズ酵素のルンブロキナーゼが有効です。

ミミズ酵素の3つの作用は、①線溶活性作用：できている血栓を溶かす、②血管拡張作用、③血小板凝集抑制作用の3つです。

これら3つの作用で血液をイキイキと流す力をもっています。人の血液の中には25歳を過ぎた頃からどんなに健康でも血栓ができ始めているようです。人に備わっている血栓溶解力を補助するように、ミミズ酵素粉末がより多くの血栓を分解し、血管の中をきれいにしてくれます。

漢方薬の地龍《じりゅう》はミミズの皮を乾燥させたものです、薬理作用としては血圧降下や解熱などがあります。私の友人で幼児の時に高熱を発して解熱剤も無効な時に祖父がミミズを煎じて飲まされたらしいのですが、たちまち解熱して楽になったそうです。これはミミズの皮の成分（ルンブロフェブリン）を煎じたものと推定されます。

インドではミミズを精力剤として使用しているそうです。血管浄化作用の一端と考えられますが、その他に糖尿病の改善ももたらされるようです。このように多様な作用を持つルンブロキナーゼですが、たくさんの患者さんにミミズを勧めている名古屋の岩田明先生の話だと、血栓を溶かすけれども出血を起こした症例は無い（胸部解離性大動脈瘤の患者さんでは2～3名の出血があった）そうです。

私も毎日朝2カプセルずつ飲んでいますがMR検査で微小出血はありません。私の小学校の恩師で90歳以上の先生にミミズの飲用をお勧めしました。抗血栓療法を2剤使用して、冠動脈の狭窄に対してステントを行っても前胸部に痛みが取れなかったのですが、ミミズを朝晩2カプセル1週間服用後には胸痛が消失し、主治医の先生も驚愕されたということで、悪餓鬼だった私も「堀君ありがとう」と先生からお礼を言われ、人生で初めて先生に褒めていただき大いに感激しました。

その他、右下肢の冷えと疼痛だった患者さんもステントまで入れて抗血栓療法を2剤使用していましたが、なかなか治らず、好きなテニスもできなかったのですが、ミミズを服用して1ヵ月余りで痛みも冷えも消失し、以前のようにテニスが出来るようになったと言われ、私も大いに喜びました。

私はミミズを服用するようになって血圧はさがる、HbA1Cも正常範囲値に落ち着き、現在心筋虚血も不整脈も出ておりません。

心筋梗塞で不慮の突然死だけは避けたいと思っておりますが、脳のMRAでも動脈瘤や血管の狭窄などもなく、79歳の今日でも若い脳外科医の先生と困難な後頭蓋病変の手術を2日連続で先日も行いましたが無事に終わることができております。

ミミズをお勧めしたいろいろな方からも感謝の声を聞くのみで、すっかりミミズの虜になりダーウィンの本なども買ってミミズの凄さに驚いております（『驚異のアカミミズ酵素ルンブロキナーゼ　ミミズ酵素のちから』、三原恒・宮崎医科大学名誉教授著　メディカルパースペクティブス株式会社参照）。

最新の脳腸相関では「便」が大注目

腸のディスバイオシスに関しては慶應大学の消化器内科で研究が進められておりますので、概要をご紹介します。

ＦＭＴとは、南木康作（慶應義塾大学医学部内科学教室消化器内科助教）、金井隆典（慶應義塾大学医学部内科学教室消化器内科教授）による糞便微生物移植（Fecal Microbiota Transplantation：ＦＭＴ）健常人の糞便を用いて糞便中に含まれる腸管内微生物を患者に移植し、疾患の治癒を試みる治療法です。名前や方法のインパクトがとても強いこの治療法は、近年注目を集めています。

注目の発端となったのは２０１３年にオランダの医療グループによって報告されました、難治性・再発性Clostridium difficile 感染症（ＣＤＩ）に対する無作為化比較試験（ＲＣＴ）です。この試験では、従来の治療法である経口バンコマイシン単独投与群とＦＭＴ併用群との治療効果の比較を行い、ＦＭＴ

併用群で無再発治癒率が有意に高いことが示されました（単独vs.併用：30・8％vs.81・3％）。高い無再発治癒率を受け、現在、米国感染症学会（IDSA）のガイドラインにおいて、適切な抗菌薬加療を行っているにもかかわらず複数回の再発を繰り返すCDIに対しては、FMTを行うことが強く推奨されています。

腸内細菌叢の構成変化・乱れ「ディスバイオシス」

CDIは抗菌薬の内服などをきっかけとして、腸内細菌叢の構成が健常人と大きくかけ離れた状態となり、その破綻した腸内細菌叢の中でC. difficileが異常増殖することで発症します。この正常と異なる腸内細菌叢の構成をディスバイオシス（dysbiosis）と言います。

FMTはディスバイオシスを是正して腸内細菌叢を正常化し、無再発治癒につながると考えられています。実際に、CDI患者では糞便の解析で腸内細菌叢の多様性の低下が見られますが、FMT施行後の糞便では腸内細菌叢の多様性が改善していたことが報告されています。[1)]

ディスバイオシスは、近年のシーケンス技術の革新によるメタゲノム解析によって、他疾患の患者の腸内においても生じていることが解明されてきました。これらの疾患には消化管疾患である炎症性腸疾患や過敏性腸症候群をはじめとして、多臓器疾患である非アルコール性脂肪性肝炎、肥満・糖尿病、多発性硬化症、自閉症、気管支喘息、動脈硬化症などの多種多様な疾患が含まれます。腸内細菌叢の変化が、これらの疾患の原因となっているのか、あるいは疾患によって二次性に生じているものであるのかはまだ不明な点が多いようです。

無菌マウスに特定の細菌を定着させてその形質を観察するノトバイオート技術などを応用した近年の基礎医学の見地から、ディスバイオシスが疾患の原因である可能性があり、さらには治療のターゲットにもなり得る可能性が示唆されています。

ディスバイオシスが生じる多様な疾患へのFMTの試み

ＣＤＩに対する高い治療効果から、ＦＭＴはこれらのディスバイオシスが生じている他疾患に対しても治療効果が期待され、そのパイロット研究が既に数多く試みられています。潰瘍性大腸炎は若年者を中心に大腸に原因不明の慢性炎症が生じる難病です。潰瘍性大腸炎に対してこれまでに複数のＲＣＴが行われており、これらのメタ解析においても有効であるとされています[2]。

我が国においてもパイロット研究が複数行われており、有効率はおおむね10～30％と報告されました。しかし、研究間での投与プロトコール（投与経路、投与回数など）が画一化されていない状況であり、現状で有効な治療法として確立しているとは言えません。そのため、潰瘍性大腸炎においてＦＭＴが有効であるか否かについては、今後のより大規模な研究による知見を待つ必要があります。

その他、過敏性腸症候群や肝性脳症、メタボリックシンドローム患者に対して二重盲検試験(randomized control trial：ＲＣＴ）が行われており、いずれもその有効性が報告されています。現状ではパイロット研究にとどまるものの、クローン病や非アルコール性脂肪性肝炎、自閉症などをはじめとして、これまでにディスバイオシスが生じていることが報告されている疾患のほとんどすべてに対してＦＭＴが試みられています。

これらの疾患には既存治療で難治である症例も少なからずあることから、そのような難治症例に対してＦＭＴが新たな治療の可能性となることが期待されます。

施行例は比較的少数ではあるものの、再発性ＣＤＩに対しては現在までではほぼ１００％に近い無再発治癒率を認めています。また、過敏性腸症候群に対しては60％の患者で有効であり、特に下痢型で有効率が高かったのです[3]。

一方で、潰瘍性大腸炎に対しての有効率は10％と限定的でした[4]。投与プロトコールにおいてより高い有効性を望むためには、これまでの知見から疾患に応じて投与経路や投与回数、ドナーの選定方法について検討が必要であると考えられます。

今後の展望

近年、米国スローンケタリング記念がんセンターから、自己便を用いた興味深いＦＭＴも報告されています。同種造血幹細胞移植は、移植後の感染リスクの低減のために抗菌薬をルーチンに使用し、そのためにディスバイオシスが惹起され、ＣＤＩや薬剤耐性菌、移植片対宿主病（ＧＶＨＤ）のリスクとなると考えられています。同施設で行われた研究では、あらかじめ採取した自己便を用いて造血幹細胞移植後にＦＭＴを行うことで、ディスバイオシスの改善が得られたと報告しています。[5)]

この自己血輸血ならぬ自己便移植を行う方法は、ディスバイオシスが起こることが想定される状況でのみ施行可能ではありますが、疾患伝播のリスク低減という安全性において有用性が高く非常に興味深いです。

安全性やプロトコールの整備など課題は多いものの、ＦＭＴはこれまでの治療法とはまったくアプローチの異なる治療法であり、これまで根治が不可能であった難病に対して根本的な解決法となり得るポテンシャルを秘めていると考えられます。今後、多くの疾患においての臨床応用が期待されています。

1）https://www.igaku-shoin.co.jp/paper/archive/y2018/PA03303_02#bun N Engl J Med. 2013 [PMID: 23323867]
2）https://www.igaku-shoin.co.jp/paper/archive/y2018/PA03303_02#bun Inflamm Bowel Dis. 2017

[PMID: 28906291]
3）https://www.igaku-shoin.co.jp/paper/archive/y2018/PA03303_02#bun Digestion. 2017 [PMID: 28628918]
4）https://www.igaku-shoin.co.jp/paper/archive/y2018/PA03303_02#bun Intest Res. 2017 [PMID: 28239315]
5）https://www.igaku-shoin.co.jp/paper/archive/y2018/PA03303_02#bun Sci Transl Med. 2018 [PMID: 30257956]

第5章

認知症疾患の原因に迫る

グリア・てんかん・認知症の関係

2022年2月28日に東京大学大学院医学系研究科脳神経医学専攻特任研究員・石田和久氏、岩坪威氏らからプレスリリースが発表されました。内容は次のとおりです。

・アルツハイマー病をはじめとするさまざまな認知症疾患の原因となるタウタンパク質（タウ）が、脳内から除去されるメカニズムを発見しました。
・タウの除去を担う「グリアリンパ系（グリンパティックシステム）」の機能が低下したマウスでは、タウの蓄積が増加し、神経細胞が失われることがわかりました。
・本研究で見出したグリアリンパ系の機能の促進が、アルツハイマー病などタウの蓄積する認知症の新たな予防・治療法として期待されます。
・超高齢化を迎える現代社会において、認知症の克服は喫緊の課題です。タウは、アルツハイマー病をはじめとするさまざまな神経変性疾患で脳に蓄積して、神経細胞の死を招く、認知症の原因となるタンパク質です。しかしながらタウの蓄積を防止することにより神経細胞死を食い止める治療法は、これまでに開発されていませんでした。
・東京大学大学院医学系研究科の石田和久特任研究員、山田薫助教、岩坪威教授らの研究グループは、

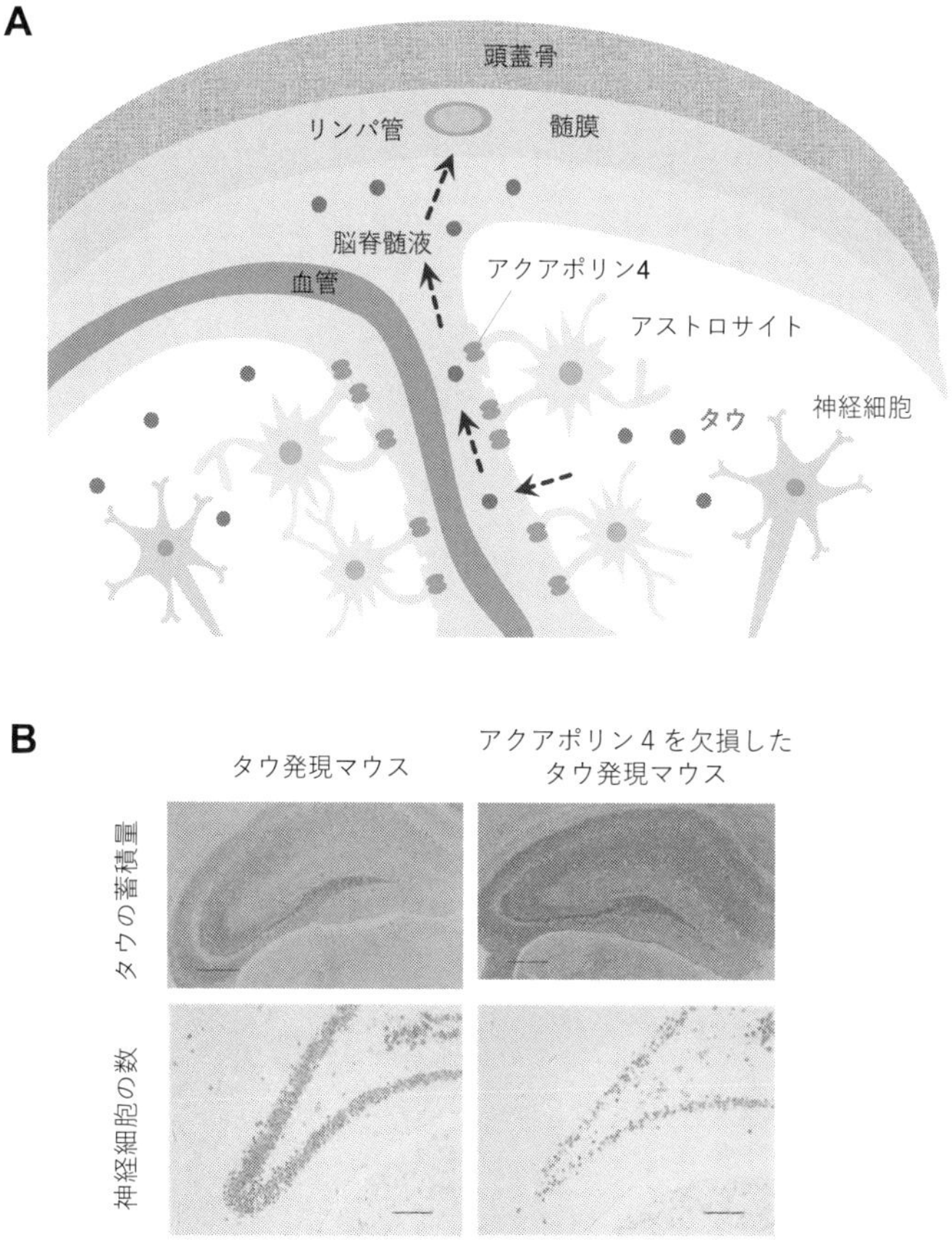

図版4　プレスリリース添付資料
脳内におけるタウの除去経路と、アクアポリン4の役割

タウが脳内から除去される仕組みを明らかにすることが認知症の発症予防に繋がると考え、脳の細胞外での体液の流れに着目しました（側頭葉てんかん患者さんの海馬にはほぼ全例にタウの蓄積があることが秋田脳研の宮田博士などにより報告されています）。研究チームは、マウスを用いた実験で脳内の老廃物を除去するグリアリンパ系（グリンパティックシステム）の仕組みによって、タウタンパク質が脳内から脳脊髄液に移動し、その後、頚部のリンパ節を通って脳の外へ除去されていること、またこの過程にアクアポリン4というタンパク質が関与していることを明らかにしました。さらにアクアポリン4を欠損し、脳からのタウの除去が低下しているマウスでは、神経細胞内のタウ蓄積が増加し、神経細胞死も助長されることがわかりました。本研究は慶應義塾大学医学部の安井正人教授、阿部陽一郎講師との共同研究として行われました。

という内容です。かなり専門的知識がないとこのリリースを理解することは困難です。

私は日本脳神経外科認知症学会の理事長を務めている脳神経外科医です。認知症診療には脳神経内科医や精神神経科医が従事するというのが一般的理解だと思います。

しかし、認知症は２０２５年問題と言われているように団塊の世代が75歳を迎える２０２５年には８００万人ともいわれる患者さんの増加が見込まれており、脳を扱う脳神経外科医こそ、その治療の主役になるべきではないかと考えて関西医科大学の河本圭司教授（故人）とともに日本脳神経外科認知症学会を２０１６年に立ち上げて約５年が経過しております。２０２１年学会の法人化と電子ジャーナルの発刊ができ、２０２２年６月には秋田で第６回の学会（坂本哲也会長）が開催されました。

今度の学会では理事長として特別講演を私がさせていただくことになりましたが、その講演の題名は「グリア・てんかん・認知症」としております。

東大のプレスリリースにあったグリンパティックシステムもグリアが脳内異物の除去に関係しているという意味では今まで神経細胞の病気であると思われて治療法も神経細胞にのみ目が向けられていましたが、てんかんも認知症もその原因には脳細胞の主体を占めるグリアが大きくかかわっていることが最近次々と明らかにされております。

最近までてんかんは脳の神経細胞が病気の主役であったのですが、「病気の根源はグリアにあるのではないか？」というのが最近のてんかん学会や認知症学会での趨勢です。

てんかん学会の理事長である京都大学の池田昭夫教授は、てんかん発作で困っている難治性てんかん患者に外科的治療をするために、頭蓋内に電極を入れて脳のどこからてんかん発作が出現しているかをグリアの電位である直流電位と神経細胞の興奮を示すＨＦＯ（高周波律動）を同時記録してみますと、活動性てんかん焦点では神経細胞に２～４秒程度先行するグリアの直流電位の立ち上がりがてんかん発作の始まりを示していることがわかってきております。

脳の準備電位 Bereitschafts potential（ＢＰ）という概念を２０００年に京都大学谷沢氏、池田氏、東

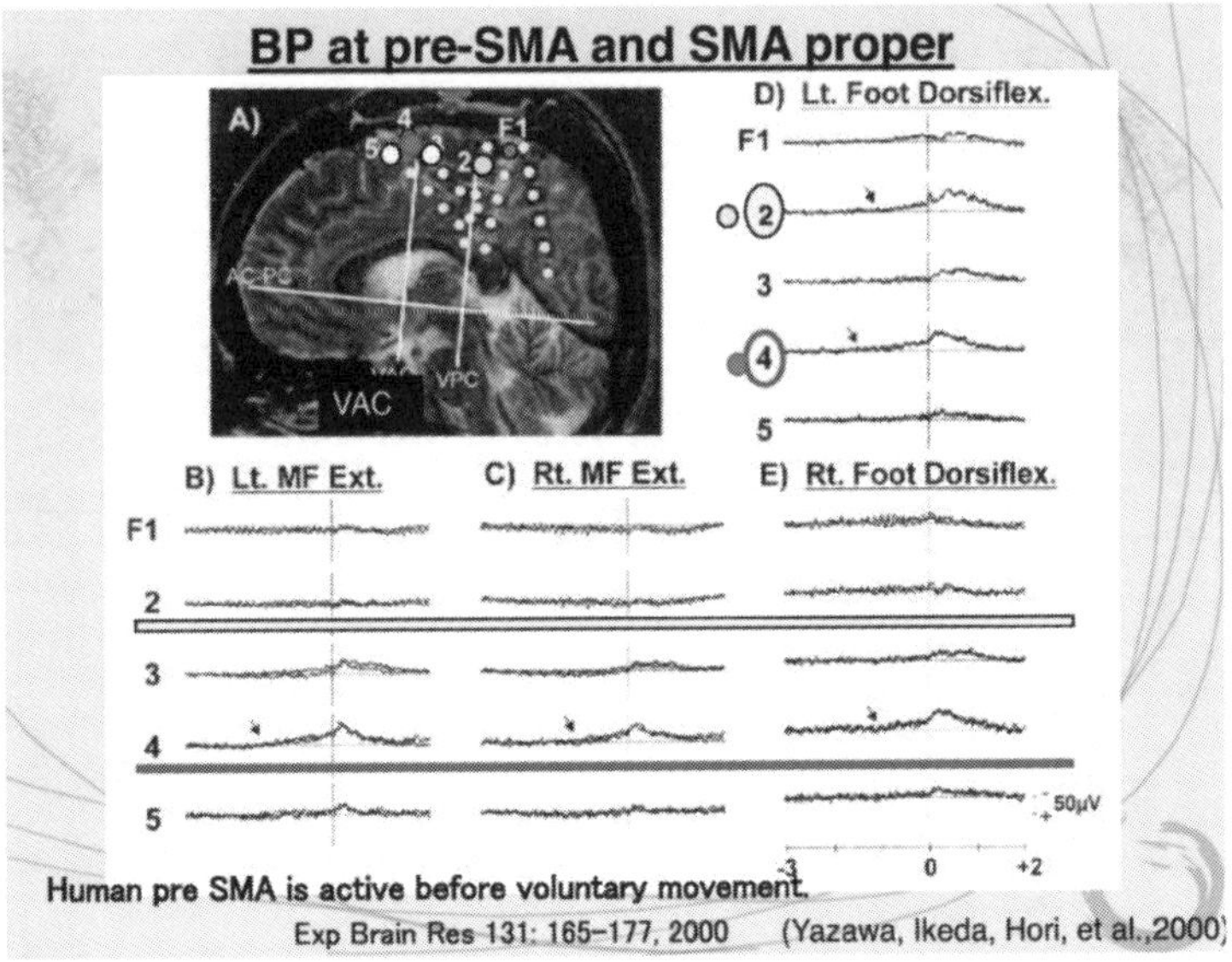

図版5

京女子医大の堀氏らが報告しております。左右の中指の伸展、左右の足の背屈に先立って図版5の丸で示した電極4を見ていただくと、動きの1秒以上前から矢印で示す時点でこの準備電位が各運動の筋電図上での運動開始に先行して記録されていることがわかります。

この電極の置かれている部位は図版6に見られるブロードマン6aβ領域（前補足運動野）であることがわかります。その後ろには固有補足運動野が認められ電極2に相当する記録が得られておりますが、この場合には左足の背屈にのみ運動に先立って準備電位が記録されております。

一方、F1という電極では何も電位が記録されておりませんので足の運動野（M1）（図版5右の4）でもなくさらに後方の感覚野に相当す

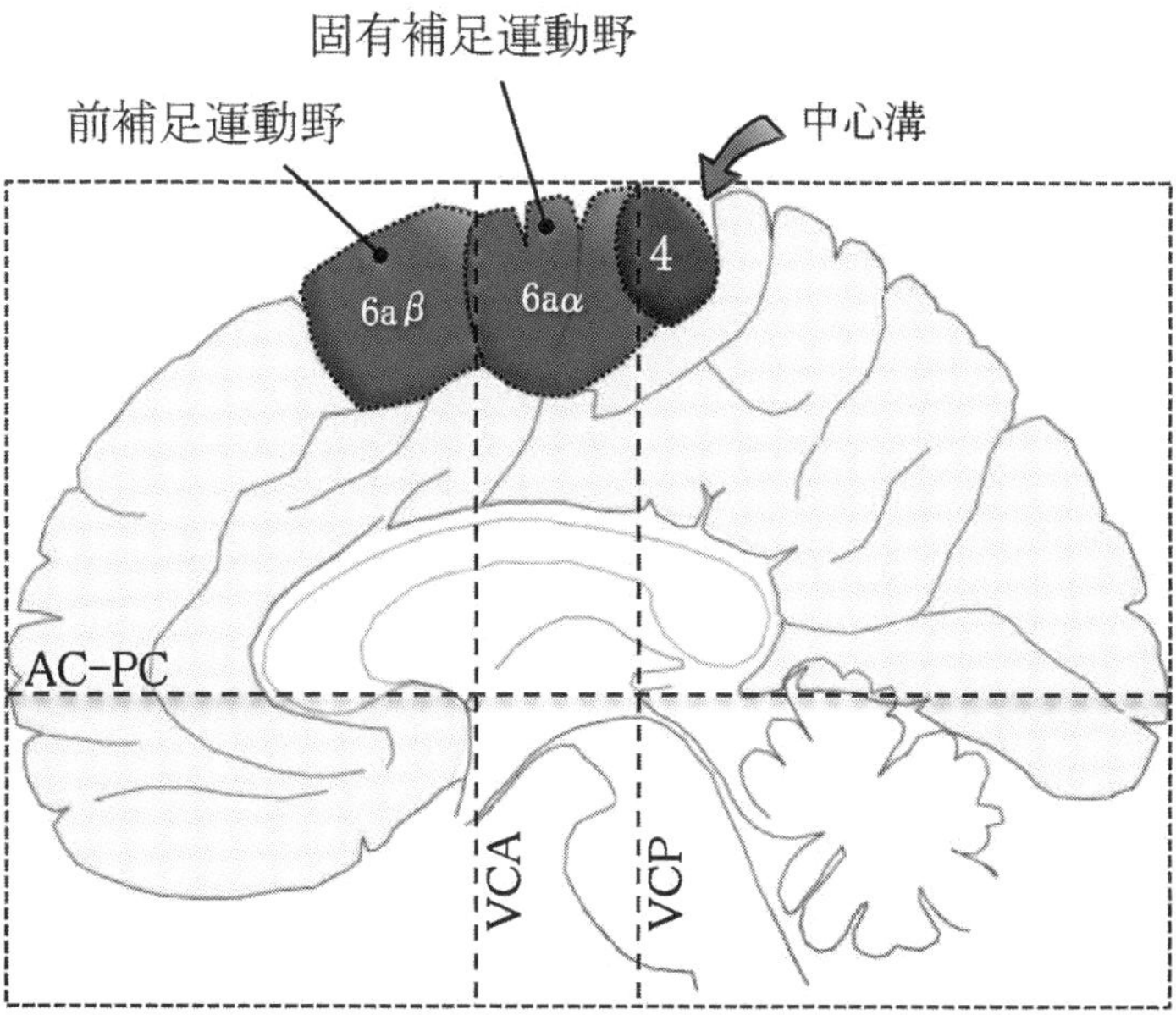

図版6

るということがわかります。

このような現象をヒトの脳で立証したのはこの論文が初めてだと思われますが、それだけでなく脳波上の直流電位の変動（グリアの電位）が実際の運動起始より先行してどの運動にも先行して記録されているわけですが、このことが後に、てんかんの活動性焦点ではグリアの直流電位変動が神経細胞の興奮に先行して記録されるという事実の証明につながる重要な業績であったと思われます。

この準備電位の記録と前後して、「Brain 122, 827-838, 1999」には池田昭夫、滝和郎、堀智勝他で「Focal ictal direct current shifts in human epilepsy as studied by

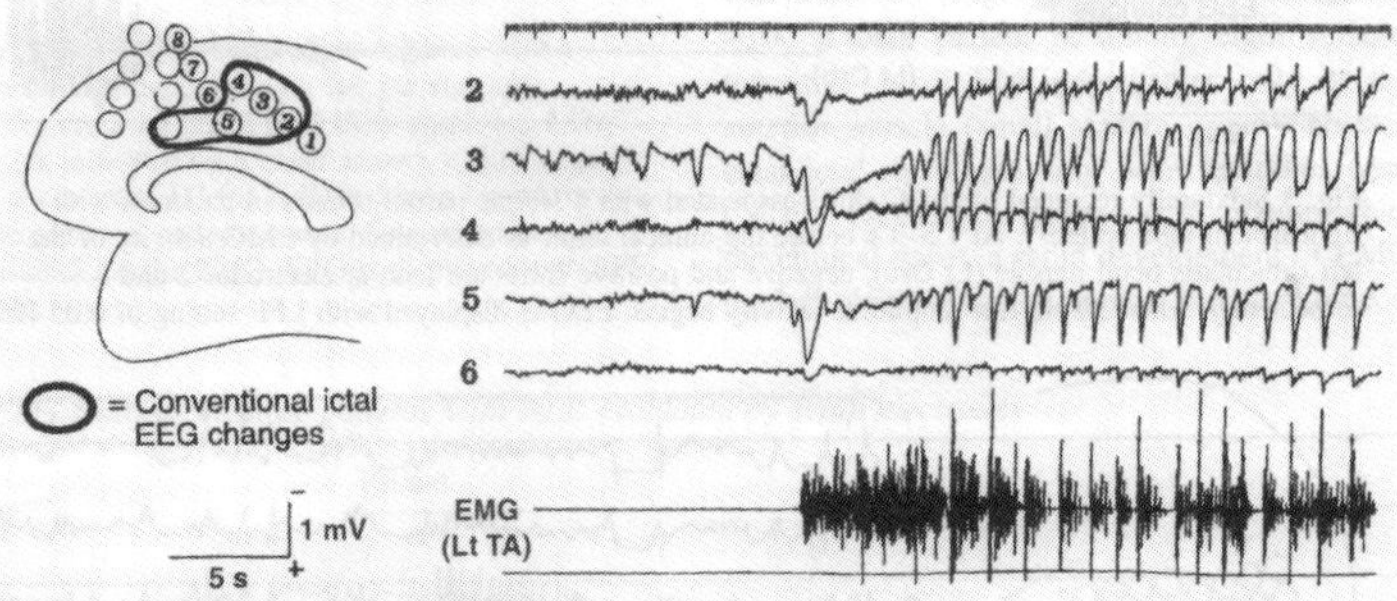

Fig. 1 Subdurally recorded ictal DC shifts associated with a simple partial seizure in patient 2 with right frontal lobe epilepsy. Just after a large transient positive activity at the time of clinical seizure onset as demonstrated by tonic EMG discharges from the left tibialis anterior muscle (Lt TA), negative shifts are localized exclusively at electrodes 3 and 5. The activity is within the area showing the conventional ictal EEG changes indicated by a large closed circle. EEG is displayed with LFF setting of 0.016 Hz.

図版7

subdural and scalp recording」という論文が発表されました。

この論文では、左前脛骨筋の筋電図で発作の起始がEMG（Lt TA）として最下段に示されておりますが、通常の脳波で変化が認められた黒線で囲んだ領域のうちの電極3・5では、明瞭な直流電位のシフトが認められます（低周波フィルターを0・016Hzにセットして記録されております）。

研究はさらに進んでてんかんの本当の焦点ではこのグリアの電位である直流電位の変化と神経細胞の電位である高周波律動との関係はどうなっているのでしょうか？

その後の池田教授らの研究ではこの図版8のように通常の発作の起始に比較して（0）、グリアの電位である直流電位は22秒も先行しており、神経細胞の発作起始であるHFO（高周波律動）はそれに遅れること4秒であること

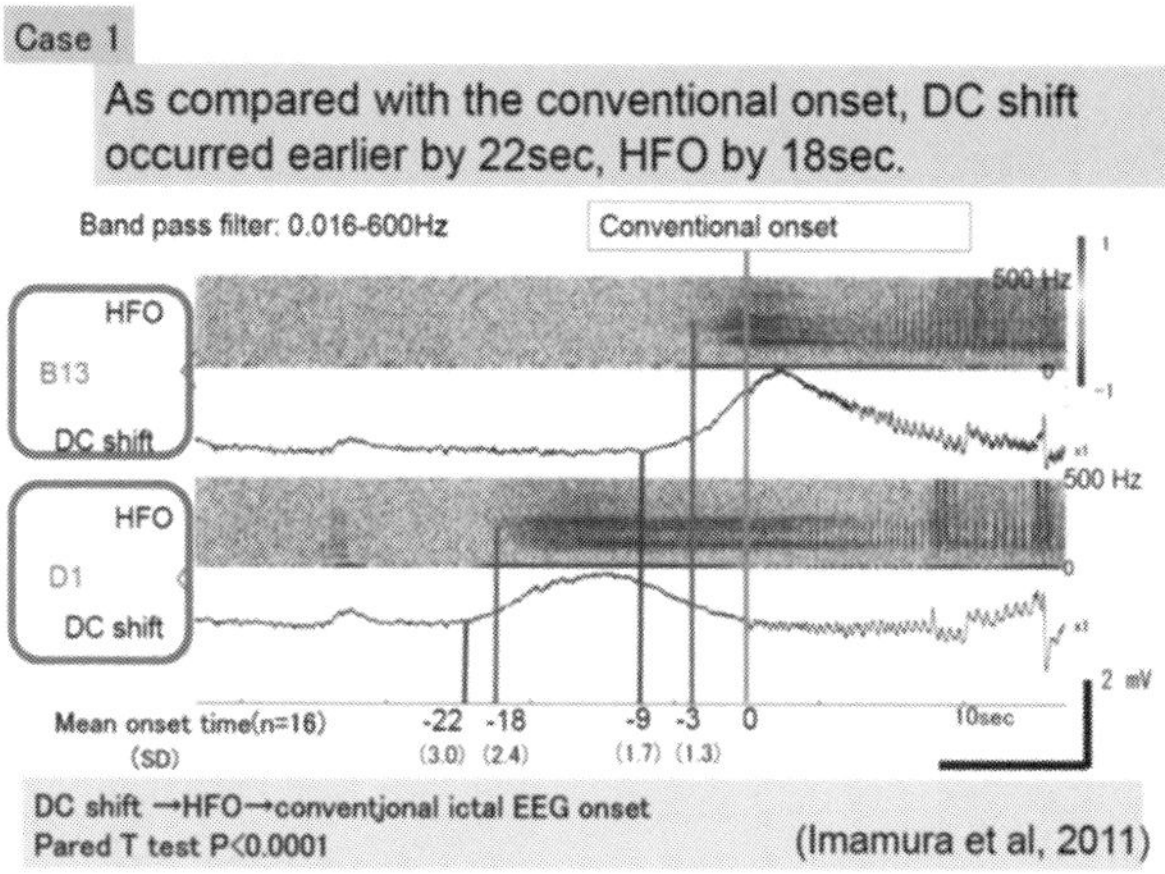

図版8

がこの図でわかります。

本当に活発なてんかん焦点ではこのようにグリアの電位が先行して、その後に神経細胞が興奮することが証明されつつあり、このグリア先行発火部位の摘出により難治性てんかんの治癒が得られやすいこともその後の研究で判明しつつあります。

以上の研究により、てんかん発作の起始はグリアの発火から始まるのではないかという説が有力視されているのが昨今の現状であります。振り返っててんかんの薬物治療に関しては今まで上梓された薬剤はすべて神経細胞を治療目標にして開発されたものです。てんかんの専門家の中には難治性てんかんの30%の壁ということが常識になっております。

すなわち薬剤を3種類まで追加しても発作のコントロールが困難な症例は3割程度いて、それがてんかん外科などの対象になっているというわけですが、外科的治療にも限界があり、ある意味で6～7割の治癒率が得られれば良しというのが現状です。

てんかんの活動性焦点では何が起きているのか?

活動性てんかん焦点では、グリアのKイオンを調節するKir 4.1というイオンチャネルの濃度が低下していることもわかっております。

このチャネルが低下すると、細胞外のKイオンが高濃度になり結果としてグリアも神経細胞も興奮する、すなわち難治性てんかん発作を起こしやすくなっているということになります。

また日本の認知症学会誌では、「認知症とてんかん―診療と研究の最前線」として高齢発症てんかんと認知症の関連（松本理器教授）やアルツハイマー病に併存するてんかんの病態意義（葛谷聡教授他）などの特集が組まれており大変勉強になっています。

外国でもアメリカのボォッセル教授を中心に軽度認知症～認知症の患者さんでは、てんかん発作を合併することが多いということが報告されています。

ラム先生はアルツハイマー型認知症の患者さんの脳波を分析した結果、通常の頭皮脳波ではほとんど異常が見られなかったが、卵円孔という三叉神経の第三枝が通っている頭蓋底の穴から記録電極を側頭葉の海馬に刺入して（日本では倫理的に許されない研究かもしれません）モニターを見ると驚くことに表面では正常かと思われる脳波しか記録できなかったのに、海馬では連続的に棘波（スパイク）が出現しており発作波も記録できたのです。たった2例ですがびっくりするような報告が有名雑誌に掲載されました[1]。

第1例の患者さんの頭部XPで左右卵円孔電極が側面像前後像で明瞭に見られます。頭皮上電極では棘波は見られませんが、特に左卵円孔電極では棘波が頻繁に見られます。左内側側頭葉からの発作の記録が見られております。

2例目ですが今度は右の卵円孔電極から頻繁に棘波が見られます。3つのタイプのてんかん性異常波が頭皮電極で記録されています。私も三叉神経痛の患者さんで卵円孔から電極を三叉神経に挿入して高周波電気凝固により治療を行った経験は多数ありますが、さすがにADの患者さんに両側の海馬（内側側頭葉）に電極を入れて記録するということは思いつきませんでした。

この報告でいえることは、ADの患者さんではアミロイドやタウなどが溜まっている内側側頭葉においては、頭皮脳波記録では想像を超える程激しいてんかん性異常波が検出されるということですから、MEGなどの非侵襲的な検査で深部のてんかん性異常波を記録すれば、びっくりするような変化が認められるかもしれないということです。

そこで我々脳外科では東京女子医大脳外科の阿部先生に依頼してMEGをもの忘れ患者全例で記録して異常頻度を調査する計画を施行する予定です。

おそらく認知症患者さんの海馬ではアミロイドやタウなどの異常タンパクが蓄積して、それが原因でグリアが異常を来し、神経細胞が異常興奮して、記憶力の低下や認知症の他の症状が出現してきているのではないかと推定されます。最近出た報告では、側頭葉てんかんの患者さんの脳を病理学的に分析したところ、アルツハイマー脳で見られるアミロイドやタウの蓄積が見られ、側頭葉てんかん患者に見られる認知機能低下と相関が見られるという内容でした。[2)]

この報告では側頭葉てんかんで見られる過興奮性とアミロイドあるいはタウに関連した神経変性はお互いに関連しあっていることが証明されました。すなわち側頭葉てんかんの患者さんで認知機能が落ちてくるような患者さんでは、それを予測可能なバイオマーカーが将来同定されるであろうという論文です。

グリアの異常がてんかんを引き起こし、てんかんの原因の一つはアミロイドやタウの蓄積の結果でもある、だからグリアを健全な状態に保つにはグリアに目を向けた創薬の必要性が強調されます。

今まで難治性てんかんの患者さんで、あらゆる抗てんかん薬を使用しても効果が見られなかった30%ぐらいの患者さんの壁がありましたが、その壁を打ち破るのにはグリアが主役を務めている血液脳関門を健全に、そして脳腸相関で関係の深い腸内細菌も健全に保つことこそ、てんかんの治療につながり、ひいては今まで治療法がうまくいかなかった認知症の改善にもつながるのではないかという壮大な夢を持つことができるようになりました。

あとで述べるグリアを標的にしたサプリメントのてんかんと認知症への有効性の治療研究を、我々脳神経外科医が中心になって行おうという治療研究が盛り上がっているのが現在の状態です。

一方、Biogen社のアデュカヌマブに代表されるような抗認知症薬は、アルツハイマー病のアミロイドβの脳内蓄積が原因と考えて開発した薬剤です。

確かにアミロイドはこの薬剤で除去されるようですが、いろいろな副作用（脳浮腫・微小出血）などがあるようですし、私共の施設でも他社の同様薬剤の治験を行っておりますが、副作用もさることながら、肝心の認知機能の改善が不明瞭のように感じております。果たして市場にこの薬剤がＦＤＡや厚労省の認可を得て陽の目を見ることができたとして、いざ実用化された場合にはかなりの高額になり、庶民の手の届かない高嶺の花になることが予想されております（最近２０２２年４月７日の報道によりますと、アデュカヌマブは米国の高齢者向け公的保険から外されることが決定したようです）。

今回、東大からタウの除去を担う「グリアリンパ系（グリンパティックシステム）」の機能が低下した状態が認知症の本態の一部であり、このグリアリンパ系の機能を向上させる創薬の開発が喫緊の課題であるということです。

私どもはこのタウだけでなく、アミロイドや他のタンパクの異常蓄積が引き金となっててんかん発作や認知症が起きるのではないかと前々から考えておりましたが、最近さらに認知症の原因にグリンパティックシステムの異常や脳血液関門の異常、さらに腸脳相関である腸血液関門の異常が原因の一つではないかという考えに至ったいきさつをご紹介いたします。

リーキーガット（腸漏れ）で有名な生田哲先生の著書や週刊朝日の特集でも取り上げられていますが、

腸と脳は迷走神経で繋がっております。迷走神経を刺激するとてんかんが改善したり鬱が改善したりすることは脳外科の先生ですと専門医の試験にも出るような常識的な事実です。[3)]

腸壁細胞のタイトジャンクション（接合部）の間隔が緩み、異物が血管内に漏れ出す状態のことをリーキーガットと言いますが、同じことは血液脳関門でも起こるのではないでしょうか？　すなわちリーキーブレインです。

リーキーガットで血管内に漏れ出した異物は次に脳に運ばれます。強固なはずの血液脳関門も腸（ガット）と同じように緩むかもしれません、そのことによって発達障害（Autistic Spectrum Disorder：ＡＳＤ、Attention Deficit Hyperactivity Disorder：ＡＤＨＤ）が起こって自閉症スペクトラム障害が起きるようですが、一方発達障害の子供さんたちに脳波異常が頻繁に起きることは周知の事実です。

国立精神神経センターの中川部長の報告では、発達障害ではてんかんの併存や脳波異常を認める割合は高く、抗てんかん薬の治療効果が報告されています。２２０例での検討では脳波異常76％、てんかん併存40％、睡眠障害を34％と認めました。脳波異常は入眠時に前頭部優位の高振幅鋭波や徐波、高振幅律動性速波がＡＳＤで55％、ＡＤＨＤでは64％と高頻度に認めました。

発達障害と脳波異常の関連については、特に前頭葉の抑制系機能の未熟性や機能低下が認知機能や抑制に影響を与えていると考えられ、てんかんを伴うとさらに抑制機能が低下することが示唆されたと報告されています（「認知神経科学　vol 18, No1」2016, 9-13, 中川栄二）。

子どもで起きることは大人でも起き、脳に異常なタンパクが蓄積しててんかんと認知症を起こすのではないかと推測することは自然の成り行きではないでしょうか？　小腸粘膜は細胞と細胞が密に並んでタイトジャンクションと呼ばれる隙間同士は密着しています。

このジャンクションが緩んで本来は通過できないはずのタンパク、多糖類、細菌、ウイルス、未消化物などの大きな分子がその隙間を通過してしまうのがリーキーガットです。

血液脳関門と血液腸関門の構造を次ページに論文から引用して図示し解説します。

血液脳関門と血液腸関門の構造

A：脳、B：Aの四角で囲んだ部分の拡大像：脳毛細管及び毛細管後の細静脈のレベル。血液脳関門は基底膜やそれに密接している星細胞の終足突起などの傍血管構造と連結する内皮細胞、傍血管神経細胞、周皮細胞などから成り立っている。APC：抗原提示細胞。

CはBの四角で囲んだ部分の拡大図です。

C：脳の複雑なタイトジャンクションを形成する点で内皮細胞は特異的です。クローディン（1、5、12、2、34ｃ1、3-5オクルディン、JAM-A／ESAM、膜通過蛋白の相互活動を通じて傍細胞経

TISSUE BARRIERS
2021, VOL. 9, NO. 3, e1926190 (28 pages)
https://doi.org/10.1080/21688370.2021.1926190

Taylor & Francis
Taylor & Francis Group

REVIEW

OPEN ACCESS

The blood–brain and gut–vascular barriers: from the perspective of claudins

Anna Agata Scalise#, Nikolaos Kakogiannos#, Federica Zanardi, Fabio Iannelli, and Monica Giannotta

FIRC Institute of Molecular Oncology, Milan, Italy

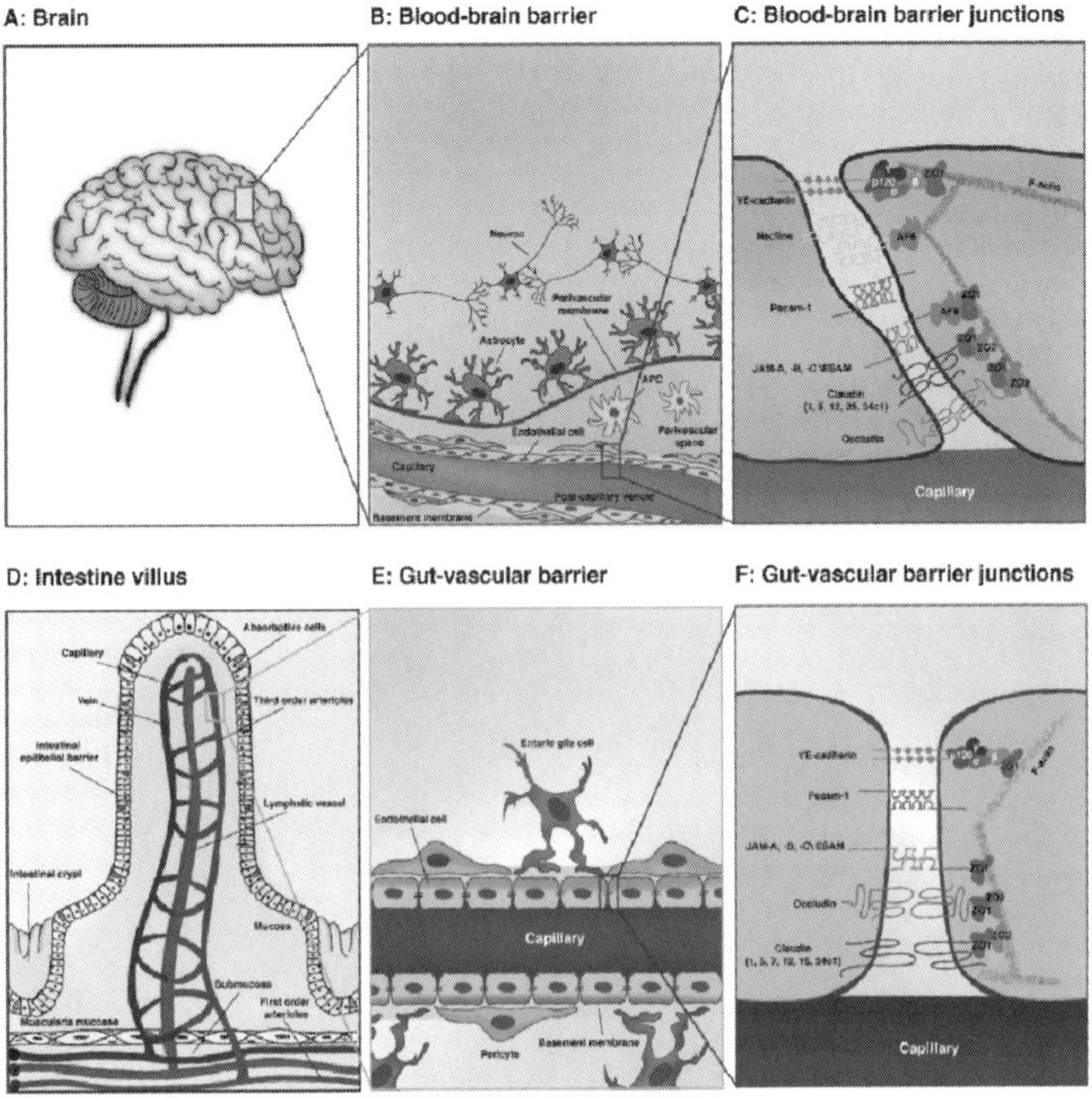

図版9

路をシールするなどの点でユニークです。ZO－1とZO－2は細胞質のプラーク蛋白を形成し膜通過蛋白の生理的な支持を行い、細胞骨格と相互に間接的、直接的に干渉しあいます。膜横断蛋白には膜経由（VE-cadherin）と細胞質（catenins, plakoglobin）プラーク蛋白があります。プラーク蛋白はZO－1とアクチン細胞骨格を架橋形成します。

一方、ネクチンはアファディンによってアクチンに接着します。

D：腸の絨毛と血管系のスキーマ：内皮細胞上皮細胞関門が示されています。粘膜下組織には第一次細小血管と腸上皮の直下に二次血管、毛細管を含んでいます。四角で囲んだ部分はEに拡大像が示されています。

E：毛細管レベルでの腸―血管の構成が示されています。内皮細胞、周皮細胞、腸グリア細胞が示されています。四角の拡大像はFに示されています。

F：Eの四角で囲んだ部分の拡大図。腸血管関門内皮細胞はお互いにタイトジャンクションと接着結合で連結しあっています。タイトジャンクションではclaudins(1, 5, 7, 12, 15, 34c1), 8 occludin,とJAMs/ESAMはアクチンにscaffolding proteins ZO-1/2.によって連結しています。

接着結合はVE-cadherinの同種結合で形成されており、カテニンはVE-cadherin to F-actinを結合しています。少なくともクローディンのレベルでは脳腸のバリヤーは大変似通っています。従って腸のバリヤーが緩めば、脳のバリヤーも緩むことが推察できると思います。[4)]

東大小山隆太氏による研究では、ＡＳＤの病態に関係するのはミクログリアであると言います。適正な神経細胞のシナプスの刈込が機能的神経サーキットの形成には本質的に重要だそうです。

シナプスは興奮性シナプスと抑制シナプスがありますが、その刈込に関係するのがミクログリアですが、抑制性のシナプスばかりが刈込みされると興奮性シナプスが優位となり、てんかん、ＡＳＤなどの原因になるということがわかってきております。

脳の血液脳関門と呼ばれている構造も同じくタイトジャンクションでできております。この隙間の接合部はグリア（星細胞）の突起で構成されております。

この星細胞の機能が破綻したり病的な星細胞になりますと血液脳関門（Blood Brain Barrier：ＢＢＢ）もユルユルになり、リーキーガットで漏れた前述の異物に脳がもろに晒されることになります。ここでもグリアが修復されることが大事になるのではないかと予想されます。

生田氏によると腸内細菌とＡＳＤの関係を結ぶ５つの発見がこれまでになされています。発見１は２００４年にビルミザー教授が亡くなったＡＳＤの人の脳を調べたところ、脳内の炎症が発生していました。

発見２はパターソン教授の母体免疫活性化。妊娠中の女性がウイルスや細菌に感染すると、母体の免疫系が活性化し、生まれてくる子のＡＳＤ発症リスクが高まります。

発見３は母体免疫活性化の際に増加するＩＬ６という物質リーキーガットによる炎症で引き起こされ

る物質です。このＩＬ６が脳に移動することで胎児や幼児の脳の発達が妨げられ、ＡＳＤが発症すると考えられます。

精神科病院マクリーン病院の科学者は、マウスの実験で誕生後に子マウスの免疫系が活性化した場合でもＡＳＤの症状を示すことを発表しました（発見４）。もし赤ちゃんが誕生後に免疫系が活性化してＡＳＤの症状を引き起こすなら、母体以外の何かがその引き金になっている可能性があります。食べ物、食品添加物、薬、農薬、毒物や重金属などの環境汚染物質、ストレスなどのあらゆる有害因子が引き金になっていると考えられます。

ハーバード大学のファザーノ教授は、亡くなったＡＳＤ患者のＢＢＢでは炎症が起こり、組織が損傷され、漏れやすくなっていたと発表しました。すなわちGut Tight junction とBBB junction の漏れが起こることによってＡＳＤが発症するという仮説が成り立ちます。

幼児ではこの関門が脆弱で有害因子の侵入に弱いのですが、大人でも慢性的なストレスを受けたり、大音量に晒されると関門が緩むことが確認されています。このような状態に対して何か打つ手はないのでしょうか？

２０１７年に発表された臨床研究では７歳から16歳までのＡＳＤの子供18人に対して腸内微生物移植（ＭＢＴ：腸内の細菌を２週間かけて除いた後に、健康な人から採取した腸内細菌を被検者に浣腸、あるいは微生物ドリンクで移植）を行いました。

結果は被検者18人中、16人は腸の症状が80％も改善しました。同時にＡＳＤの症状も著しく改善し、改善した16人のＡＳＤ症状は2年後でも58％の改善状態を維持していました。

米国ではＦＤＡから認可されるために、第２相臨床試験の準備が進められているのが現状ですが、日本では民間団体の腸内フローラ移植臨床研究会の提携医療機関が治療を開始した段階であり、大学病院での治験は始まっていないのが現状です。

このように自閉症スペクトラム障害の原因と治療については一筋の光明が見えてきている状態ですが、こと認知症に関しての有効な治療法は暗中模索の状態です。しかし、ＡＳＤの治療結果を認知症にも応用できないのか、さらに難治てんかんでも30％の壁を打ち破る妙薬はないのでしょうか？

1） Lam AD, Deck G, Goldman A, et al., Silent hippocampal seizures and spikes identified by foramen ovale electrodes in Alzheimer's disease. Nat Med. 2017 Jun; 23（6）: 678-680.

2） Alzheimer-like amyloid and tau alterations associated with cognitive deficit in temporal lobe epilepsy. Gourmaud S, et al., Brain 2021: 143; 191-209.

3） Vagus Nerve Stimulation（VNS）and Treatment of Depression: To the Brainstem and Beyond John P. O'Reardon M et al., Psychiatry（Edgmont）. 2006 May; 3（5）: 54-63

4） Review article Microglia in the pathogenesis of autism spectrum disorders Ryuta Koyama*, Yuji Ikegaya Neuroscience Research 100（2015）1-5

第6章

グリア
——脳の機能障害における
新たなスター——

グリア細胞とは

人間の新皮質には16ビリオンの神経細胞があると言われています（Lui et al., 2011）、神経細胞とグリア細胞の比は〈1：1・65〉とNedergaardにより報告されています。星細胞は大きく分けて線維性星細胞と、原形質性星細胞に分類されます。

グリア細胞はこの20年の間に大きな関心が寄せられるようになりました。グリア細胞は星細胞・オリゴデンドロサイト、ミクログリアの3種類に分類されております。オリゴについては神経細胞の軸索突起を巻いている髄鞘（ミエリン）を作成している事が知られています。人間の脳には白質という部分が大きなウェイトを占めておりますが、オリゴの障害による病変としては多発性硬化症、デビック病などが有名ですが、最近では認知症患者さんの脱髄病変が研究者の注目を集めており、徐々に素晴らしい研究成果が報告されております。ミクログリアに関しては中枢神経系の免疫担当細胞であると言われており、シナプスの刈込などの役割も報告されており、今後の研究対象として大きな成果が期待されているところですが、本稿ではグリアの中でも一番数が多い、星細胞について現在までに報告されている研究成果を中心にご紹介して参りたいと思います。

中枢神経系において神経細胞は決して単独に活動しているわけではありません。神経細胞はしばしば星細胞と連結して機能を発揮しています。過去において星細胞は神経細胞の電気活動の支持的役割が強調されていたのですが、現在では神経細胞へのエネルギーの供給、血液脳関門の形成、神経細胞ネットワーク形成、神経伝達物質のリサイクリング、伝達物質毒性除去、グルタミン酸・ポタッシウムレベルの調整などにも重要な働きを持っている事が明らかになって来ております。

では次に現在までにわかっている星細胞の機能に関する役割について紹介してみましょう。

1　神経細胞へのエネルギー供給：乳酸という形で神経細胞へエネルギーを支給します。星細胞によって取り込まれたGlutamate（グルタミン酸）はGSによってグルタミン（glutamine）に変換されます。後にシナプス終末にてまたglutamateに変換されます。またグルタミン酸をαケトグルタメートあるいはアンモニアを介してグルタミンを産生する経路で産生しこのグルタメートーグルタミンシャトルを利用してグルタメートの毒性効果を抑制する働きがあります。

2　脳の細胞ホメオスターシスの維持：水バランス、イオン配分、グルタメートバランス・再回転などを通じて細胞恒常性の維持を行っています。この星細胞から神経細胞への乳酸シャトルでは活動依存性に乳酸の供給を行っています。

3　血液脳関門の形成及び維持：星細胞は微小血管内皮細胞と周皮細胞と一緒にBBBを形成します。また神経細胞の活動に反応してK＋サイホン機構によって星細胞の終末ボタンからK＋イオンを放出することによって脳血流を調節しています。またタイトジャンクション蛋白をNF‐KBを通してＢＢＢ透過性を調節しています。

4　シナプス形成、維持、刈込：シナプス構造の数を増加します。補体Ｃ１ｑを経由してシナプスの刈込みを中枢神経系全体で行っています。この刈込はてんかん形成のメカニズムにも大いに関係しています。

5　星細胞と神経細胞のコミュニケーション：tripartite synapseという言葉で表される星細胞、シナプス前後の神経細胞システムはまさにこのコミュニケーションを示しています。星細胞はグルタメート、ＡＴＰ、ＮＯ、プロスタグランディン、D-serineなどの神経活性物質を放出し神経細胞の興奮性に影響しています。グリオトランスミッションという言葉は星細胞による神経伝達物質とグルタメートの放出を意味します。この星細胞伝達物質の異常は重症脳障害を起こす可能性が示唆されます。

以上、脳の主役は神経細胞ではなく、グリア細胞が今では担っていると言っても言い過ぎではないのかもしれません。

星細胞の同定はＧＦＡＰとＳ１００β染色で可能ですが、Ｓ１００βはオリゴデンドロサイトのprogenitorでも陽性です。ＧＦＡＰは星細胞のマーカーでもありますが、反応性星細胞のマーカーでもあります。他のAQP-4, GS, GLT-1, GLAST-1などのマーカーを使用して星細胞の分化を分類する必要が生じてきています。齧歯《げっし》類の脳では神経細胞の新生は側脳室のＳＶＺと海馬歯状回のＳＧＺに見られますが、星細胞のマーカーであるＧＦＡＰ、Ｓ１００β陽性細胞は海馬歯状回のＳＧＺにみられたという事実は（Zhang and Jino, 2015）、神経細胞の新生に関して新たな事実を提供しています。さらに炎症・病理学的変化によって星細胞が神経細胞幹細胞に変化するという研究があります（Robel et al., 2011, Dimou& Gotz 2014, Gotz et al., 2015）。

神経疾患における星細胞

ＡＤ、ＡＬＳ、ＰＤ、脊髄小脳失行症、各種神経変性疾患（Alexander 病、ＡＳＤ、てんかん、Rett 症候群など）における星細胞の役割が最近少しずつ解明され始めております。

山中教授が発見されたｉＰＳテクノロジーは今後上記疾患の治療に活躍すると思われますが、各種疾患においてＧＦＡＰ／Ｓ１００β陽性細胞がコントロールに比べて高レベルであることが報告されているようです。例えばＡＤにおいては星細胞がアポトーシスを起こしＧＦＡＰ／Ｓ１００β陽性アミロイドプラークが形成されます。従ってｉＰＳＣ由来のＡＤモデルが今後の治療薬テストに使用されればＡＤにおける星細胞（グリア）の役割も解明されてくることでしょう。第1章で述べたように睡眠時に脳から有害物質を取り除くのも、星細胞の働きだということもわかり始めています（グリンファティックシステム）。

前章で述べた筋肉運動の始まりより先に起きる準備電位も、グリア細胞からの電位を反映していると思われます。

ティアン氏らは２００５年にNature Medicineに神経細胞のてんかん性興奮であるＰＤＳ（paroxysmal depolarization shifts）は星細胞からのＣａイオンによるシナプス外からのグルタミン酸の放出によって起きることを明らかにしました。

従ってバルプロ酸、ガバペンチン、フェニトインなどの抗てんかん薬はこの星細胞からのＣａイオンの放出を低下させていることが抗てんかん作用の一部を説明していると考えられます。そして抗てんかん薬の治療薬としてはグリアに向けた創薬がこれからは必要であるということを強調しています。

刺激を飛ぶように伝えるオリゴデンドロサイト

星細胞には細胞外液のＫイオン濃度を調節するKir 4.1というチャネルがあり、この低下が細胞外のカリウムイオンを増加させ、てんかん発作を起こす原因になっていることは有名ですが、じつは白質にあるオリゴ細胞にもKir 4.1が豊富に存在し、その低下がＫイオンを増加させてんかん発作を起こすことが明らかにされています。

Kir 4.1 チャネルがオリゴから削除されると死亡も早まり、てんかん発作の閾値が下がります。Kir 4.1 をノックアウトしたマウスで、生存率が正常コントロールと比べて有意に下がっていきます。そして発作の閾値もコントロールと比べて有意に低下しています。

このように、星細胞は皮質においてのKイオンのコントロールを主に行い、オリゴは白質におけるKイオンのコントロールを行っていることがわかります。

ですから、てんかん発作のコントロールには星細胞だけでなくオリゴのケアも必要ですし、またオリゴがつくっているミエリンの修復も非常に大事になります。

てんかん治療の未来を明るく照らす星

星細胞とてんかんとの関係を研究した論文を解説します。[1)]

てんかんではミクログリアによるシナプスの刈取が起きています。興奮性と抑制性のシナプスのバランスが構造的にも機能的にも狂っていることがてんかんでは起きており、今までのてんかんの治療はこの神経細胞の活動を抑制することに向けられていました。

しかし、30％のてんかん患者では薬剤抵抗性であり、新しい治療目標が強く望まれています。最近になっててんかんにおけるグリアの役割が注目されて来ました。なぜならグリア細胞はシナプスの構造や機能に関係しており、また神経細胞の生存や成長にも関係しているからです。

グリアの中でもミクログリアは脳に存在する免疫細胞ですが、てんかん発作後の神経細胞新生、神経細胞死や炎症に関係しています。ミクログリアの重要な役割の一つにシナプスの刈込があります。

てんかん脳ではこのシナプスの刈込が増強されていることがわかっております。シナプスの刈込が異常になって抑制性シナプスばかりに傾きますと興奮と抑制のバランスが崩れることがてんかんの重症化を促進していることがわかってきております。

Fig1　Aは健康な脳です

興奮性シナプスと抑制性シナプスのバランスが取れています。Bは腹側の視床ですがプログラニュリンがノックアウトされている状態です。C1qが増強し活性化ミクログリアが抑制性シナプスを刈込み、興奮と抑制のバランスが崩れます。

なぜC1qが同等にE／I両方に攻撃しているのに抑制性シナプス

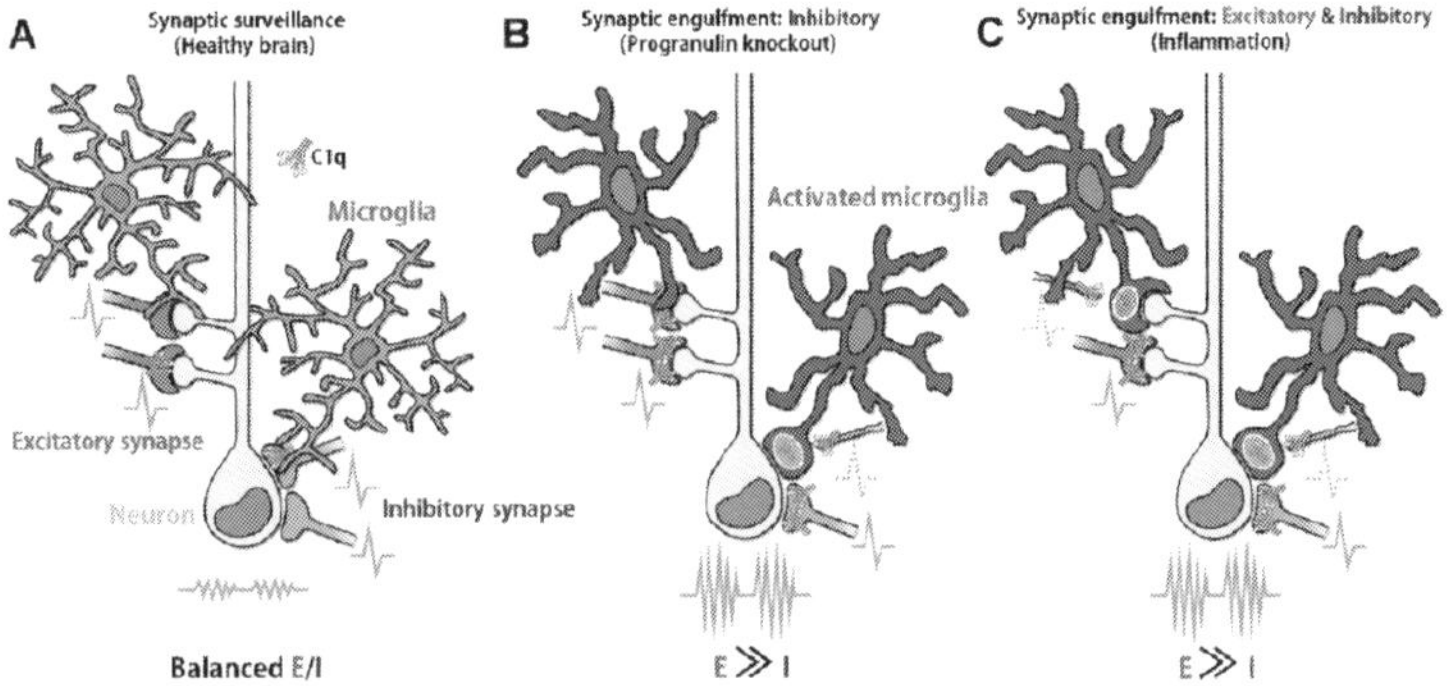

図版10

のみが刈り込まれるのかの理由は、今のところわかっておりません。興奮性シナプスが抑制性シナプスに優位になっていますので、てんかん性脳波が記録されています。Cは西ビールスに感染したマウスではやはりC1qが増強し活性化したミクログリアが抑制性・興奮性シナプスを刈り込みます。しかし、結果としては興奮性シナプスが抑制性シナプスに対して優位となります。SLEに感染したマウスの前頭葉皮質でも同じことが起きています。

このようにミクログリアの刈込によって興奮性シナプスが優位になる現象が難治性てんかんの発生機序の一つと考えられます[2]。

てんかん脳における星細胞の状態。外傷性後天性てんかんにおける異常なネットワークの形成における星細胞の役割について、新たに注目されるようになりました。てんかん組織では反応性星細胞による化学信号の増強の証拠や水分とカリウムイオンのバランスが壊れ、海馬における微小循環の局所的活性化がこの反応性星細胞によって惹起され発作が誘発されたりしていることが判明しており、創薬の新しいターゲットとして注目を集めています。

Fig2　てんかんにおける水バランス機能異常における星細胞の役割の仮説

図版11では典型的双極性星細胞が下方には細胞周囲に突起を、上方には毛細血管に突起を伸ばしてい

ます。アクアポリン4水チャンネル（ ）とKir 4.1Kチャネル（ ）が示されています。神経細胞の活動に続いてKir 4.1を通してカリウムイオンが星細胞内に取り込まれます。それに伴ってAQP4を通して水分が細胞内に入り、浸透圧バランスを維持します。余分な水分は血管内にAQP4を通して取り込まれます。

図版12はてんかん状態を表しています。AQP4の部分的な再配列が毛細血管から離れて細胞外スペースにて行われます。そうなると細胞外スペースに水のエントリーが増強しますが、血管周囲へは出て行きません。そうすると星細胞は膨張し間質液は減少し、結果的に神経細胞間の伝達が促進されます。

Fig3 活性化星細胞からのグルタミン酸の放出が増強する仮説

図版13は星細胞のグルタミン酸の放出が二つのG蛋白に

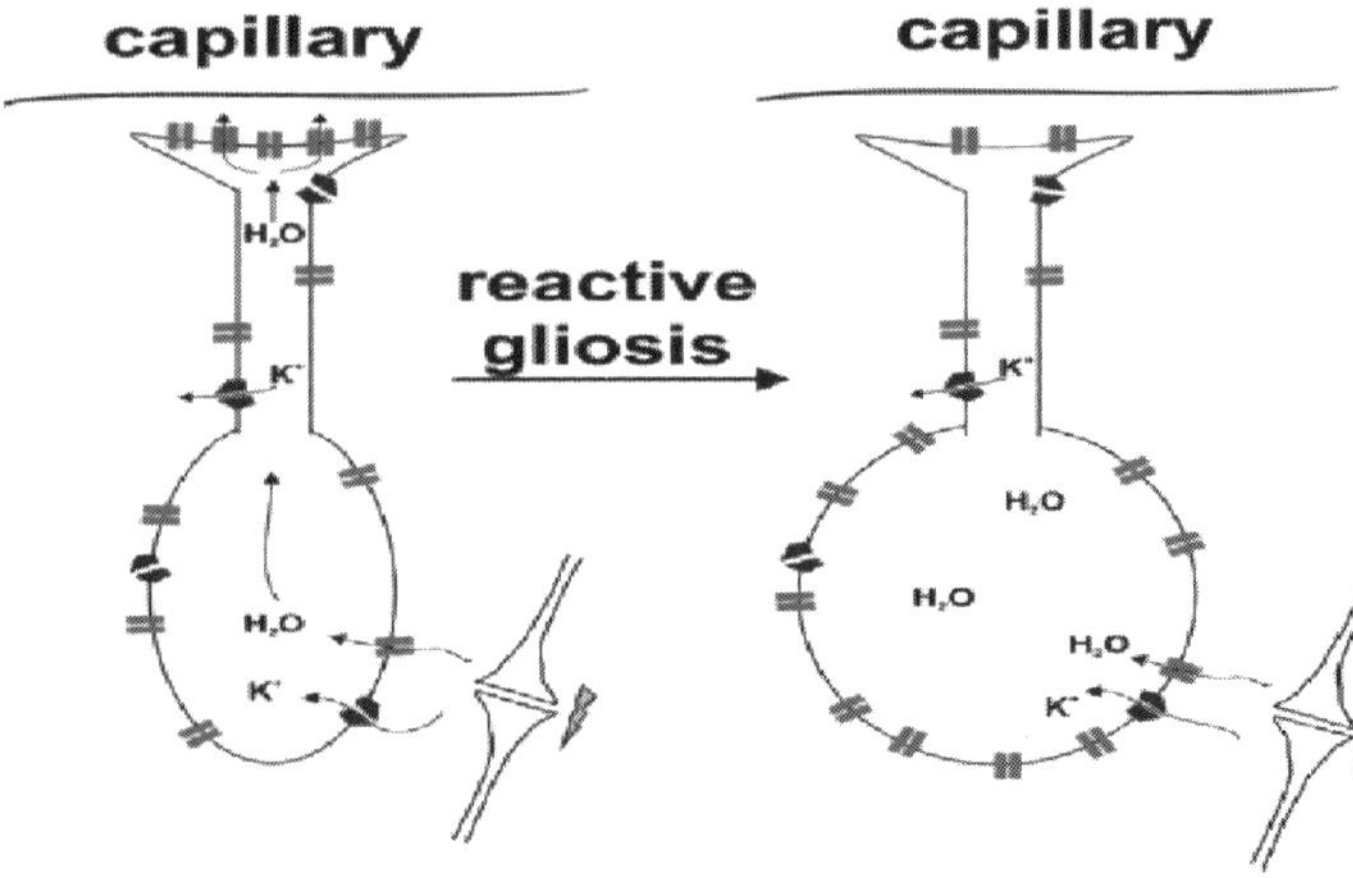

図版11

カップルした受容体でコントロールされている様子を示した図です。

図版13ではてんかん脳における mGluR5 が増強し活性化したミクログリアと活性化した星細胞がＴＮＦαを放出します。これはＴＮＦＲ1受容体に結合しプロスタグランジンの形成を促進します。

プロスタグランジンはＧ蛋白に結合したプロスタノイド受容体からカルシウムイオンが放出され結果としてグルタミン酸の放出が強く起こります。これらの仮説は Bezzi（1998, 2001）と Domercq らが２００６年から取り入れたものです。[3)]

この論文では、各種のてんかん動物モデルで記載された潜伏期のグリア細胞群の強い活性化が示されています。

しかしながら活性化グリア細胞がてんかん原性（慢性持続性てんかん原性）に寄与しているかどうかは不明のままでした。特に異なったグリア細胞間の連携がどうなっているかは不明です。なぜなら過去の研究ではグリア細胞の一つのタイプにのみ的を絞っていたからです。

この研究では、ミクログリアの一時的な明瞭な活性化と星細胞が協

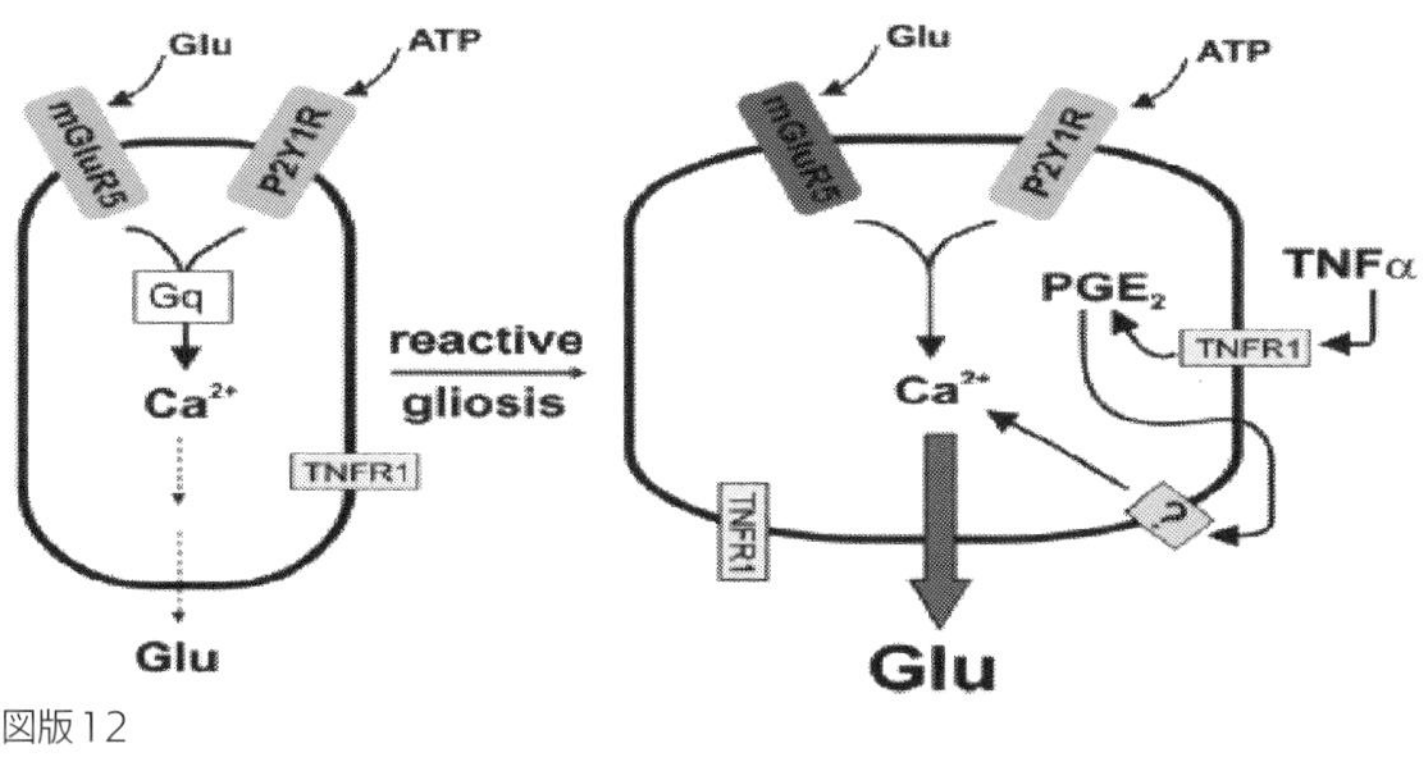

図版12

力的に薬剤誘発性てんかん重積モデルにおけるてんかん原性に寄与していることを佐野氏らは示しました。最初に活性化ミクログリアが起こり、続いて活性化星細胞が寄与して発作の誘発が増強することを示しました。

痙攣重積後反応性星細胞は、ＩＰ３Ｒ２によってＣａイオンのシグナルが増強します。一方このＣａイオンのシグナルの削減によって発作の閾値が下がり、迅速に、しかし遅からずミクログリアの活性化の薬理学的抑制をすることによって、のちの活性化星細胞や異常な星細胞のＣａイオンのシ

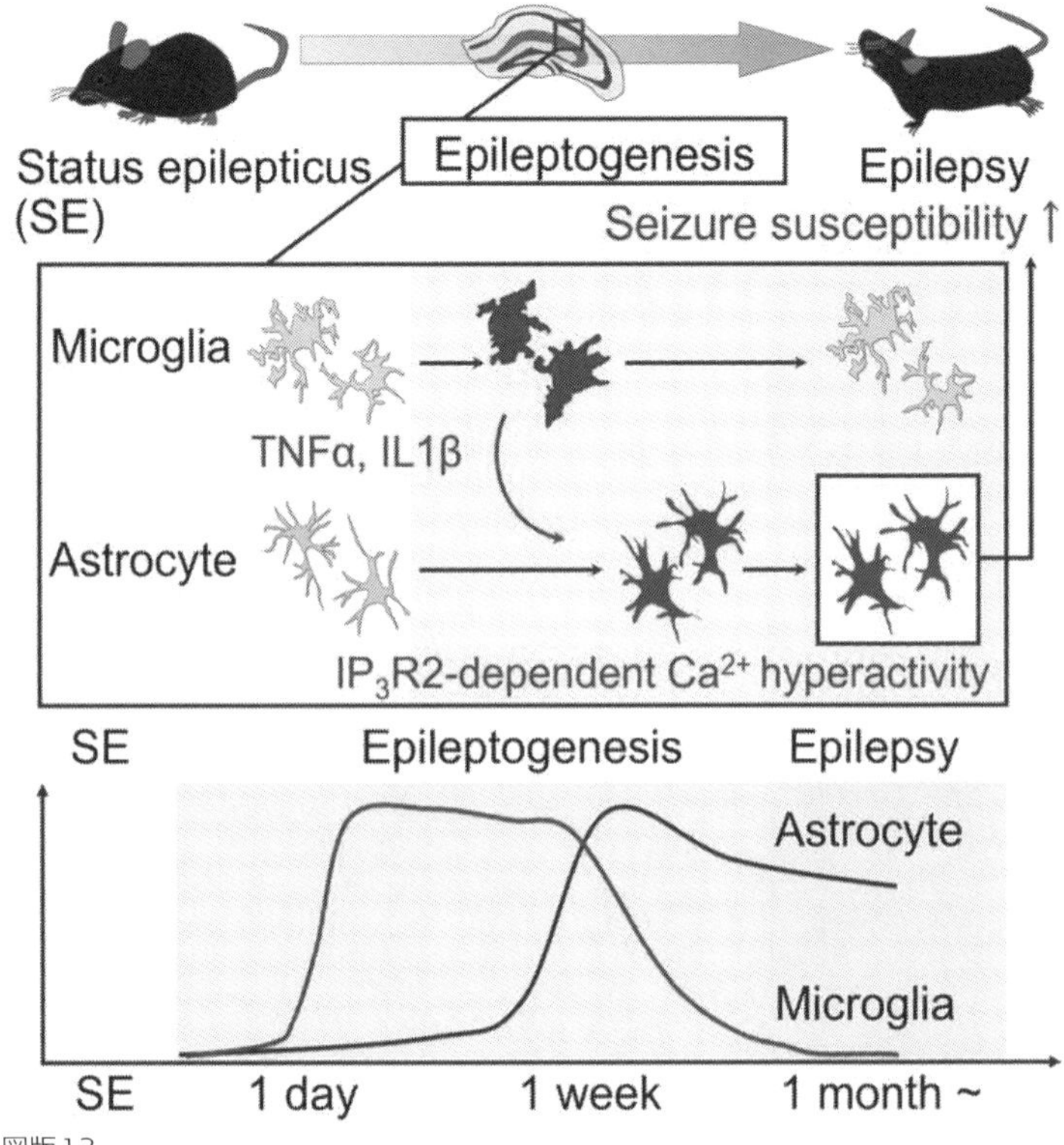

図版13

グナルと発作閾値の減少が増強されました。

これらの所見はてんかん重積後のてんかん原性の原因は、グリア細胞群が連続的に活性化することが原因であることを示唆しており、てんかん重積後のてんかん原性の抑制には、初期のマイクログリアから後期の星細胞へとシフトすべきではないかということを示唆しています。

1）Synaptic Pruning by Microglia in Epilepsy Megumi Andoh, Yuji Ikegaya and Ryuta Koyama* J. Clin. Med. 2019, 8, 2170; doi: 10.3390/jcm8122170
2）Astrocytes in the Epileptic Brain DOI 10. 1016/j.neuron. 2008. 04. 002 Jonathon Wetherington et al.,
3）Reactive astrocyte-driven epileptogenesis is induced by microglia initially activated following status epilepticus, Fumikazu Sano, Masao Aihara, Schuichi Koizumi et al., JCI Insight. 2021; 6 (9) : e135391. https://doi.org/10.1172/jci.insight.135391.

第7章

抗酸化作用を持つ米ぬか抽出成分のチカラ

フェルラ酸（米ぬか成分）の臨床研究

私がフェルラ酸（米ぬか成分）の効果を認めたのは実は私の愛犬〝ベコちゃん〟でした。ベコちゃんはチワワロングコートというチワワ犬です。親はショパンという名前でした。私の息子裕太が米子東高校の近くにあるパン屋さんの名前がショパンということで愛犬にショパンという名前を付けたわけです。ショパンの子供の1匹がベコちゃんでした。とてもかわいい子でしたが、だんだんと歳を取ってきて、私が勤務から帰ってくると昔は尻尾を振りながら玄関まで迎えに来てくれていましたが、女子医大をやめてしばらくしてから迎えに来てくれなくなりました。

そこでフェルラ酸（米ぬか成分）由来のサプリメント100Mを1／2パック程度ヨーグルトに溶かして毎朝飲ませていると、1週間ぐらいでまた玄関に迎えに来てくれるようになりました。友達にこのことを話すと、がんで余命数ヵ月という愛猫に同じことをしたら、なんと3年以上生き延びて本当に助かったということで友達もいたくその効き目を実感してくれました。

そこで、動物にも効くならヒトにも効くはずであるということで、新臨床研究法が発効する前に多施設二重盲検法にて前向きに試験を組み、私が主任研究員として臨床研究を始めたというわけです。順天堂大学の田平先生にもご指導いただき、研究を始めました。

MMSE 24－28、ADAS J Cog 3－10点をMCIと定めて、ベースラインからの変化を24、48週にわたって検討しました。

統計解析の結果を見るまではいくら動物に良さそうでも、さすがに複雑な人間に対する有効性は証明できないのではないかと半ば諦めの境地で、新臨床研究法が発足する前にデータを纏めて見ようということで統計解析の結果を見てびっくり！　結果は満足の行く立派な結果でした。なんと『JAD short report』という英文誌に掲載されました。ここでその概要をわかりやすく説明します。

アルツハイマー病（ＡＤ）の原因と言われているアミロイドβ蛋白（Ａβ）は、アルツハイマー病（ＡＤ）が発症する25年前から脳内に凝集し、もう一つの原因物質と言われているタウ蛋白も15年前から蓄積されていると言われています。今までの新薬の開発過程において、アルツハイマー病（ＡＤ）の発症後にアミロイドβ蛋白（Ａβ）を取り除いたとしても、改善することも進行を遅らせることもできないことが判明しました。

しかしながら、ＭＣＩ（軽度認知障害）の段階であれば、アミロイドβ蛋白（Ａβ）が90％溜まっているような状態でも25％の人は回復するとも言われています。

筆者らは、ＭＣＩのためにフェルラ酸と西洋当帰エキスを含むサプリメントを検討する多施設、無作為化、二重盲検、プラセボ対照プロスペクティブ試験を実施しました。

このサプリメント服用群では、24週間後のMini-Mental State Examination（ＭＭＳＥ）スコアは、服用群で有意に改善しました（p＝0.041）。プロトコールごとの集団では、ＭＭＳＥは24週時点で、服用

図版14

フェルラ酸（米ぬか成分）の力

今まで脳の神経幹細胞は生まれた時が最大で、死ぬまで減る一方と思われていましたが、最近の研究では、成人でも海馬では増えることがわかってきています。

そして、その神経幹細胞を増やす薬剤の開発が今注目されています。

※神経幹細胞とは、神経細胞（ニューロン）やグリア細胞の元となる未分化な細胞のこと

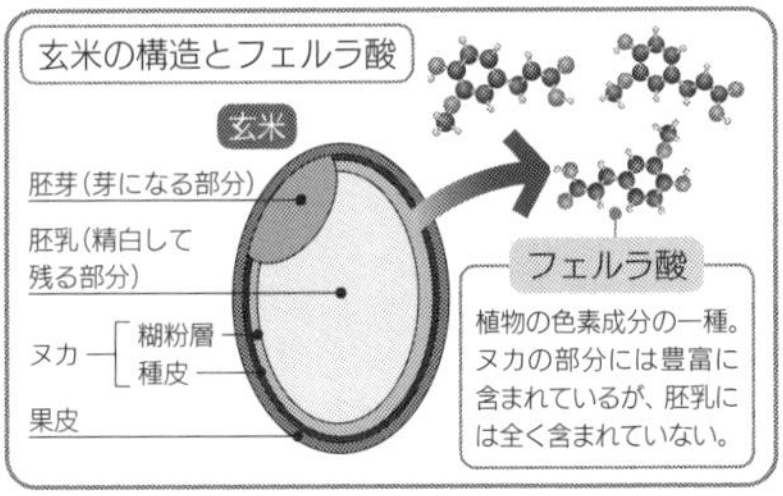

しかし薬剤に頼らなくても神経幹細胞を増やす食品成分があります。

それが**「フェルラ酸」**です。

フェルラ酸は、米ぬか、小麦、コーヒー、ピーナッツなど食品に広く存在するポリフェノールの一種です。このサプリメントフェルラ酸は、米ぬかから抽出された植物由来のもので極めて安全性の高い成分です。

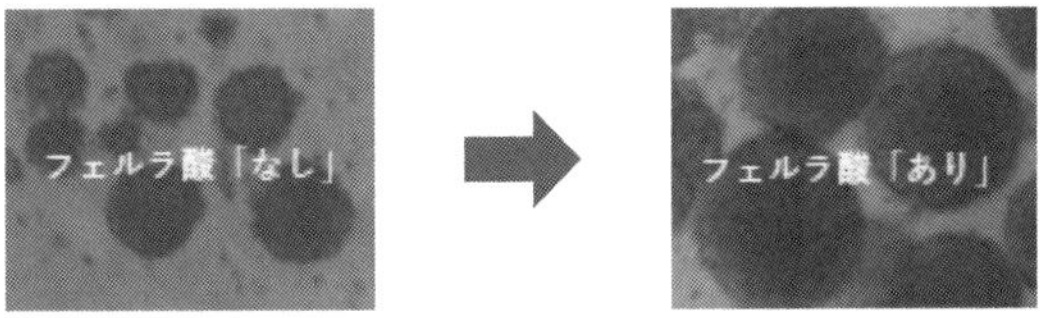

マウスの海馬の脳　　神経幹細胞は大きくなり数も増加

フェルラ酸は代謝が早く、摂取から6時間後には完全に体から無くなってしまいますが、フェルガード® のフェルラ酸は一部を環状にしたオリゴ糖で包み12時間かけて代謝されるように設計しています。

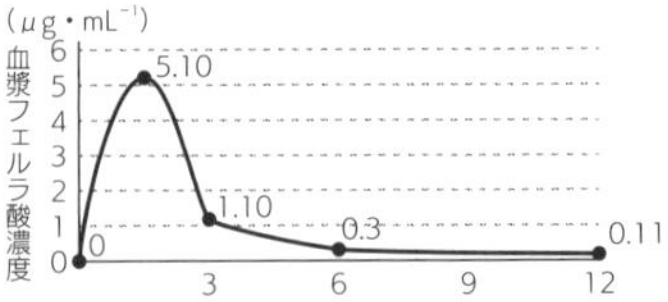

これほどの力は他の抗酸化成分では不可能なことがグロービアア社と摂南大学との共同研究で確かめられています。

Nouroscience 165（2010）515-524　摂南大学 薬学部 講師　荒木良太先生

2020年9月、“Journal of Alzheimer's Disease Reports”という英文誌に、「フェルラ酸を主成分とするサプリメントが、軽度認知障害の進行を抑制した」という論文が掲載されました。半年後、1年後の認知症検査（MMSEやADAS-J cog）で、明らかに進行を抑制していました。Active: フェルラ酸の入ったサプリメント Placebo: なんの効果のない偽薬※ MMSEは点が高いほうが、ADAS-Jcogは低いほうが正常です。

出典：Journal of Alzheimer's Disease Reports4（2020）

協力：工藤千秋先生、堀智勝先生、矢崎俊二先生、祖母井龍先生、田平武先生

群で有意に良好であり（p＝0.008）、反復測定の混合効果モデル（MMRM）でも有意差が認められました（p＝0.016）。

ADAS-J Cog は24週目（p＝0.035）と48週目（p＝0.015）で、服用群で有意に良好であり、MMRMは有意でした（p＝0.031）。このサプリメントはMCIに有用である可能性があると結論できます。

サブ解析では24週で単語再生（p＝0.048）、48週で見当識に有意差が認められました（p＝0.026）。また単語再認ではベースで偽薬群が実薬群よりも高い傾向が認められました（p＝0.040）が、24週（p＝0.196）、48週（p＝0.143）と有意差が見られず、また反復測定の混合効果モデル（MMRM）でも有意差が認められませんでした（p＝0.135）。

	測定時点毎の群間比較（p値）		
項目	開始時(V1)	24週後(V3)	48週後(V5)
①単語再生	0.567	0.048	0.232
②口頭言語能力	-	-	-
③言語の聴覚的理解	-	-	-
④自然話における喚語困難	1.000	-	-
⑤口頭命令に従う	0.772	0.712	0.467
⑥手指および物品呼称	-	-	-
⑦構成行為	0.673	1.000	0.560
⑧観念運動	0.152	0.398	0.632
⑨見当識	0.319	0.823	0.026
⑩単語再認	0.040	0.196	0.143
⑪テスト教示の再生能力	-	-	-
合計得点	0.092	0.034	0.014

⑩ 単語再認

24週後（Visit3）において、やや偽薬群の得点が高い傾向が認められるが、統計的な有意差は認められない（p＝0.196）。

48週後（Visit5）において、グラフ上ではやや偽薬群が高い傾向が認められるが、統計的な有意差は認められない（p＝0.143）。

MMRMによる24～48週の群間比較の結果、群間に有意差は認められない（p＝0.135）

注：「－」は両群間のデータの分布に全く差が無く、統計的検定が不可である項目を示す。
【結果】ベースライン値である開始時（V1）の⑩単語確認で有意差が認められ偽薬群が実薬群よりも有意に高い値を示している。また、それに起因すると思われるが、合計得点に有意傾向が認められ、偽薬群が実薬群よりも高い有意傾向が認められる。
24週後の①単語再生で有意差が認められ（偽薬群が実薬群よりも有意に高い）、同様に合計得点にも有意差が認められる（偽薬群が実薬群よりも有意に高い）。
48週後の⑨見当識に有意差が認められ（偽薬群が実薬群よりも有意に高い）同様に合計得点にも有意差が認められる（偽薬群が実薬群よりも有意に高い）。

図版15

第8章

ミエリン活性サプリメントと生薬への期待

ミエリン活性サプリメント研究の経緯

ここで株式会社グロビアがミエリン活性サプリメントを開発するに至った経緯を簡単に紹介します。フェルラ酸の認知症対策サプリメントを医療機関向けに販売していた村瀬社長は、時間がある限り各地で開催される認知症セミナーを聞いて最新の情報を把握するようにしておりました。

その中で2016年3月、ある研究会で、くどうちあき脳神経外科クリニックの工藤千秋先生の講演を聞き、衝撃を受けました。その内容は、「ニューロンを生かすも殺すもカバーであるミエリン次第なのだ。ミエリンの崩壊はニューロン死に直結しそれこそがアルツハイマー病の根本原因なのだ」というものでした。アルツハイマー病の発症機序としては、アミロイドβ仮説こそが正しいと信じていた村瀬社長は、雷に打たれたような衝撃を受けました。

工藤先生は以前からフェルラ酸のサプリメントの件でお世話になっていた先生ですので、講演後「今の話は本当ですか?」と失礼な質問をぶつけたところ「本当だ。アミロイド仮説はじきに過去のものになっていくだろう。今後絶対にミエリン説は注目されていく。そしてミエリンは、漢方の人参養栄湯で回復することまでわかっている。この件に関して一緒に論文を書いた慶應の阿《あ》相《そう》皓《ひろ》晃《あき》先生という方がいらっしゃるから、紹介してあげるから詳しく聞いてみるといいよ」というご返事をいただきました。早速、阿相先生にメールを送り、ミエリン仮説に関心があること、ぜひ直接お話をお聞きしたいことをお伝えしたところ、すぐに返信が来て、お会いできることになりました。阿相先生の研究室は、漢方医学センターといい、慶應病院のそばの小さなビルの中にありました。

初めてお会いした日に、アミロイド仮説は限界にきていること、ミエリンを回復することがアルツハイマー病を改善すること、そしてそのための方法を1時間半以上もかけて熱くお話しされました。話の中でわからないこともありましたが、阿相先生の情熱に圧倒され、また研究に真摯に取り組まれている誠実な人柄にも感銘を受け、村瀬社長もこころの中で「これは本物に違いない」と確信していました。

それ以来、社長は週に1回漢方医学センターに通い、ミエリン仮説の勉強を致しました。そのようなことを繰り返している中で、２０１６年の終わりごろに阿相先生から、漢方医学センターの縮小に伴い研究場所を奪われる、という話を伺いました。

その時にはすっかりミエリン仮説に染まっていた社長は、「私が研究所をつくります」と条件反射のように即答しておりました。

中小企業であるグロビアにとって研究所をつくることは、費用的にももちろん大変ですが、それ以上に大変なことがありました。それは、動物実験ができる施設を確保することでした。実験には遺伝子組み換えマウスを使用するので、何があっても野外に流失しない設備で実験しなければならず、そんな施設を最初からつくることはもちろん無理ですが、探して借りようとしてもそんな設備はほとんどありませんでした。

絶望しかけた矢先、以前に打診させていただいた横浜市鶴見区にある研究棟から「たまたま空きが出た」という連絡があり、面接試験を受け2017年4月から入所することができました。

慶應の時代に飼っていたマウスの移動時期がほぼ限界に達していたギリギリの入所でした。村瀬社長は特に信心深いわけではありませんが、このタイミングからして「神様のお導きだ」と確信しました。

そんなこともあり、このミエリン仮説を世に出していくことについて村瀬社長は人生の使命だと今も固く信じておられるようです。

イタリアでは、認知症患者に大量のα-GPCを投与していた

1970年代のイタリアでは、認知症の患者さんに、1000㎎もの大量のα-GPCを投与していた例があります。彼らがα-GPCの大量投与を行った理由は、認知症になると脳内にコリンが不足し、アセチルコリンがつくられなくなることにありました。

現在、アルツハイマー型認知症の治療薬として4薬ありますが、3薬はアセチルコリン分解酵素の阻害剤です。この酵素を阻害することにより、脳内にアセチルコリンを増加させることが薬の狙いです。

イタリアでも、脳内にアセチルコリンをつくるために、α-GPCの大量投与を行っていたわけです。イタリアの大量投与では、それなりの効果があったと報告されています。ただこれほどの大量投与にな

ると、副作用が懸念されます。イタリアでは、事実、血圧に影響が出る副作用が報告されています。再ミエリン化でのα－GPCは、膜の構成成分としての摂取を考えます。イタリアの例のような大量摂取をする必要はないと考えています。

アルツハイマー型認知症モデルマウスに再ミエリン化が起きた

老齢Tg2576マウス（26～27ヵ月齢）は、アルツハイマー型認知症のモデルマウスです。その脳では、老化による脱髄が起こっています。

老齢Tg2576マウスにヘスペリジン＋ナリルチン＋α－GPCを投与した場合とその他の投与条件を比較することにより、投与後の脱髄回復効果と、脳内のアミロイドβオリゴマー発現状態の関連性について調べることができます。

私たちはこの実験を行い、老齢Tg2576マウスには次のように異なる投与条件をつけました。

①水のみ
②ヘスペリジン＋ナリルチン
③α－GPC
④ヘスペリジン＋ナリルチン＋α－GPC

その結果、ヘスペリジン＋ナリルチン＋α－GPCを投与したマウスでのみ、MBP（とくに

21・5KDa）とsAPPa、aCTFの発現量が増加しました。また、可溶性オリゴマーが著しく減少しました。これは非アミロイド産生経路が優位になったことを示唆します。

アルツハイマー型認知症の治療に光明が見えました。

グリンファティックシステムと睡眠

私は5年前に睡眠学会の会員になりました。てんかんも睡眠も認知症に深く関係するので必要に駆られてのことです。

まず図版16を見てください。

若い人の睡眠パターンと年寄りの睡眠パターンを図示したヒプノグラムの模式図です。ことグリンファティックの流れから言えば非レム睡眠ステージ3（nREM3）が最も速い流れになることがわかります。

夢は夜開くというのですが、レム睡眠ではあまりグリンファティックは速く流れません。ですから脳の老廃物を洗い出すという意味ではノンレム睡眠で睡眠深度が深ければ深いほど脳リンパは速く流れ老廃物の洗い出しは効果的になると言えましょう。若い人がこの非レム睡眠ステージ3の時間が長く眠りの初期に到達することがとてもわかりやすく図示されております。

一方、年寄りでは細切れ睡眠でしかも非レム睡眠ステージ3には到達していないことが明らかです。非レム睡眠ステージ3の睡眠は脳波では徐波が主で最も深い睡眠深度を意味します。ステージ2は紡錘波が出ている睡眠ステージです。睡眠時間は10年ごとに10分ずつ短くなると言われています。

睡眠がいかに大事であるかがこの図でわかりますが、グリンファティックシステムをあまり損なわない睡眠薬はどれが良いのでしょうか？

新規オレキシン受容体拮抗薬レンボレキサントは不眠症患者のグリンパティックシステムに優しい不眠治療薬かもしれませんので概要をご紹介します。オレキシンは、脳内の視床下部外側野とその近傍に特異的に存在する一部のニューロンから放出される神経ペプチドで１９９８年に柳沢氏・櫻井氏らによりＧ蛋白質共益受容体（ＧＰＣＲ）の内在性リガンドとして同定されました。

オレキシン受容体拮抗薬は不眠症治療医薬として従来のベンゾ

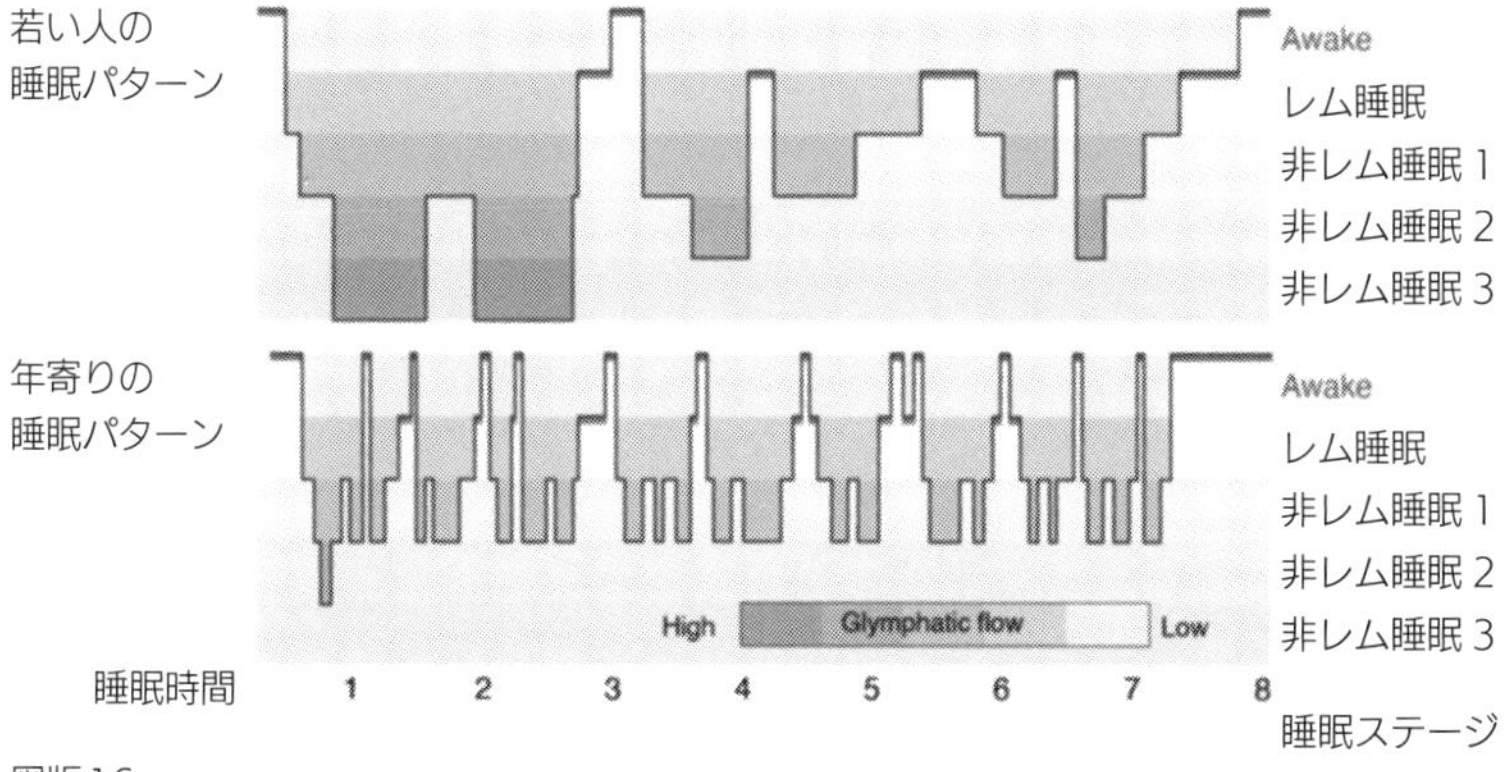

図版16

ジアゼピン系薬剤に加え、ベルソムラがまず発売され、次いで2020年1月にデエビゴが不眠症の適応で保険承認を取得しました。

オレキシン受容体拮抗薬はオレキシンシグナルを介して睡眠覚醒サイクルに投機的に作用し、生理的な睡眠を誘導すると考えられています。

レンボレキサントは二つのオレキシン受容体1（OX1R）と受容体2（OX2R）の両方に作用するデュアルアンタゴニストであり、OX2Rに対してより強く阻害作用を示します。睡眠覚醒の制御にはOX2Rが中心的な役割を担っていることが明らかになっていますが、OX1R／OX2R両受容体の欠損マウスでは、OX2R欠損マウスより重篤な嗜眠様症状を示すことから、OX1Rも睡眠・覚醒の制御に関与していると考えられています。

オレキシンは青斑核、縫線核、結節乳頭核、腹側被蓋野などのニューロンの活動を活性化することで覚醒状態を維持すると考えられています。レンボレキサントはオレキシンの下流に存在する覚醒中枢の働きを制御することにより、生理的な睡眠をもたらすと考えられています。

ラットモデルでは、レンボレキサントがレム睡眠とノンレム睡眠を同様に促進し、睡眠構造を変化させずに睡眠誘導効果を示すことが確認されております。不眠症患者を対象とした第三相試験では、レンボレキサントが入眠障害および中途覚醒を優位に改善しました。

今まで述べてきたように、てんかんでも認知症でも治療ターゲットは今までの神経細胞一辺倒から、少なくとも我々の意識としては神経細胞からグリアに目標は変わりつつあるのが現状であり、種々のアイデアがありますが、Ｄｏｗｎ症の患者さんに一縷の薬効が期待されており、星細胞、乏突起細胞などに標的を定めたサプリメントについてご紹介しながら、星細胞、乏突起細胞、ミクログリア、血液脳関門、血液腸関門、グリンファティックシステム、アクアポリン、迷走神経を介した脳腸相関などについて、次章から少し詳細に説明していきたいと思います。

てんかん疑いへの有効例

患者さんは51歳のレクリングハウゼン病の両側側頭葉てんかんの疑いのある女性です。抗てんかん剤をあらゆる組み合わせで使用しても効果が見られず、全身けいれん発作が月に1回以上、意識消失発作（Focal Impaired Awareness Seizure：ＦＩＡＳ）が週に数回あり難治性てんかんとして迷走神経刺激療法を計画しましたが、手術日当日に急に怖くなったと言って手術を拒否しました。

新規抗てんかん薬もラミクタール、イーケプラ、ビムパット、フィコンパなど服用しましたが上記発作は止まりませんでした。２０１９年9月よりミエリン活性サプリメント2カプセルを朝晩２回ずつ服用しますと、服用2ヵ月ごろから発作が減少しだし、特に全身けいれんの頻度もＦＩＡＳも減少しました。

今まで旅行など発作のために考えたこともなかったのですが、11月には母親と函館に旅行に出かけました、旅行中に主治医（堀）に電話をかけてこられ、私は今どこにいるかわかりますか？　と言われ主治医としてもびっくりした次第です。

その後、現在に至るまで発作は激減しており、GCSは非常にまれ、軽いFIASも月に1〜2回となっています。薬剤は今まで通り服用されていますが、明らかにサプリメントを服用されてから発作が減少しています。母親が90歳以上なので周囲が心配して後見人を指定したらと言われましたが本人は拒否。

2022年5月13日の段階での高次脳機能ですが、MMSE 26、FAB 16／18、ADAS 4・3／70、TMT A 56秒、TMT B 63秒、WMSR LMI 13／50であり、軽度の認知障害は見られますが、後見人は現在の所不要である診断書を書いて渡しました。5月9日に脳波も検査しましたが明瞭なてんかん性異常波は認められませんでした。以上より今後もサプリメントを継続して服用するそうです。

背景

現在MCI[1)]に対する有効な保険薬治療法は確立されていませんが、MCI認知症は日本でも近年増加の一途を辿っています。

例えば、久山町では60歳以上の高齢者を前方視的に17年間追跡すると女性で64・8％、男性では40・8％の人が認知症に移行しているという報告が2012年にありました。[2)]

また老年者のてんかん罹患もSillampaらの報告のように増加していますが、[3)]最近の研究ではMMSE18点以上、CDR2・0以下の患者群においてレベチラセタムを少量（125mg、BID）投与した際の認知機能に関しての有効性は証明されていません。[4)] MCIでも認知症へのコンバート率を下げることができれば良いが、現在までに有効な薬剤もサプリメントの存在も確立されていません。MCIの高次脳機能改善などに対しても何らかの有効な治療法があれば早急に確立されるべきであります。

高齢者の生活習慣への介入による、認知機能障害予防の研究（FINGER STUDY）は、2009年から2011年の2年間、行われました。被験者は60歳から77歳までの1260人で、認知機能が年齢相当、もしくは少し低めの人で構成されています。

被験者は、食事療法、運動、脳のトレーニング、血圧管理などさまざまなプログラムを2年にわたって受ける「生活習慣改善グループ」と、一般的な健康アドバイスだけを定期的に受ける「対照グループ」として、半数ずつに分けられました。実施期間に入る前と1年後、そして2年後のプログラム終了時に「認知機能テスト」を行い、結果を比較した研究です。

研究の結果からは、「生活習慣改善グループ」のプログラム内容が、認知機能の低下を抑制した可能性が見えてきました。しかし、図版17の表のようにこの2013年のフィンランドの研究でも記憶スコアだけは改善が見られていません。[5]

Sancheza PEらは、hAPP miceを用いてレベチラセタム、エトスクシミド、ガバペンチン、フェニトイン、プレガバリン、バルプロ酸、ビガバトリンなどのてんかん性異常脳波に対する効果を検討しました。レベチラセタムのみが、この異常な棘波活動を抑制した（200mg/kg, >50% spike reduction 7/7, $p<0.0001$）ばかりでなく、継続的なレベチラセタムの投与で、マウスの行動異常、認知機能の障害が改善され、海馬回路のリモデルとシナプス欠損の改善が見られたと報告しました。[6]

また、Palop JJらも、hAPP transgenic miceを用いてAmyloid βの貯留によって神経ネットワークの異常がもたらされ、hAPP-J20 mice（N＝6）で非けいれん性てんかん（NCE）が海馬や皮質に

	Odds ratio (95% CI)		p value
	Intervention (n=554)	Control (n=565)	
Overall cognitive decline			
NTB total score	1 (reference)	1·31 (1·01–1·71)	0·04
Cognitive decline per domain			
NTB memory score	1 (reference)	1·23 (0·95–1·60)	0·12
NTB executive functioning score	1 (reference)	1·29 (1·02–1·64)	0·04
NTB processing speed score	1 (reference)	1·35 (1·06–1·71)	0·01

In post-hoc analyses, we defined cognitive decline as decrease in NTB total score (overall decline) and NTB domain scores (decline per domain) between the assessments at baseline and at 24 months. Logistic regression analyses were used to assess risk of cognitive decline in the control group compared with the intervention group. Analyses are based on all participants with data available at both baseline and 24 months. NTB=neuropsychological test battery.

***Table 2*: Risk of cognitive decline from baseline to 24 months**

図版17

起きることを報告しました。[7)]

Bakker Aらは、健忘性MCI（以降、aMCI）患者（コントロール17例、MCI17例）に低用量（125~250mg／day）のレベチラセタムを使用した所、この海馬の過活動が正常程度に抑制され、高次脳機能も有意に改善したと報告しました。[8)]

Vossel Kらは、subclinical epileptiform activityはAD患者の42・4％に見られコントロールの10・5％と比較して有意の差を示しました（p＝0・02）。長期にわたってMMSEと実行機能を調べた所、ADでてんかん性活動のない群とてんかん性活動のある群ではMMSEでp＝0・01遂行機能検査でp＝0・01の有意差が認められ、てんかん性活動のある群では成績が低下することを報告しました[9)]（図版18）。

しかしながら、Vossel Kらの最も新しい研究では、MMSE18点以上、CDR2・0以下の患者群においてレベチラセタムを少量（125mg、BID）投与した際の認知機能に関しての有効性は証明されていません。なお、彼らの研究でてんかん性異常群ではレベチラセタム少量投与によりサブ解析にて空間的記憶と遂行機能に関してはレベチラセタムの有効性が

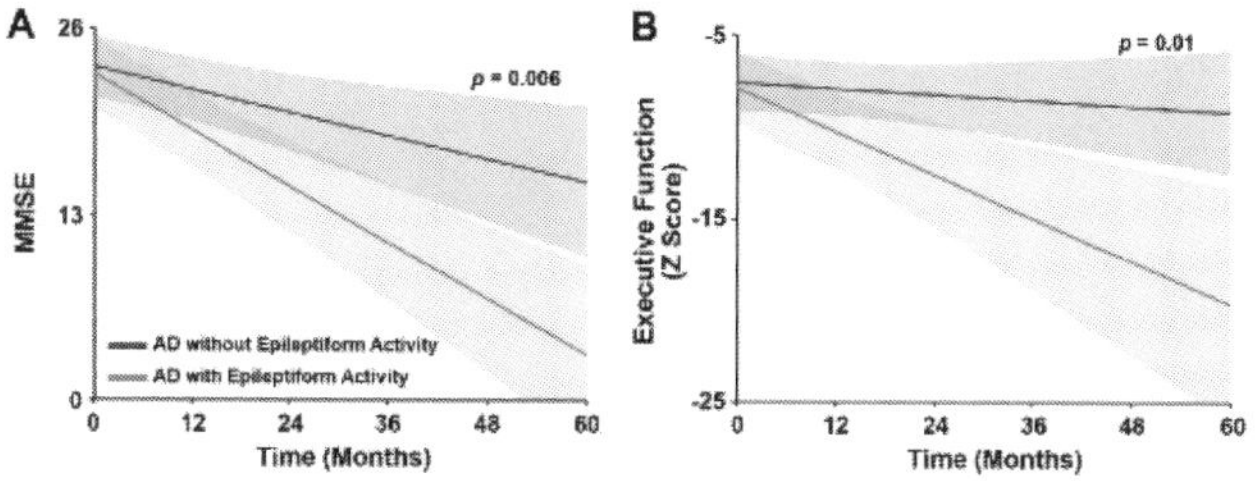

図版18

証明されています。

Vossel Kらの2017年の報告[10]ではaMCI～ADの患者群では62％で、てんかん性異常波が外来頭皮脳波で検出されるという報告があり、また認知機能に関してもADでてんかん性異常脳波の見られる群では認知機能・実行機能の低下が報告されています[9]（図版18）。

我々は最近2年間もの忘れ外来において、てんかん性異常波が見られたMCI（MMSE 24～28）患者約40例で、臨床的に明らかなてんかん発作（Focal Impaired Awareness Seizure：FIAS）は認められず、そのグループにおいて少量（125㎎ BID）レベチラセタムを投与してきましたが、明瞭な高次脳機能の改善やFIASの症状は、明らかな高齢発症てんかん患者1例以外では認められていません。

このミエリン活性サプリメントは、フェルラ酸（米ぬか成分）のものと異なる作用機序ではあるが、認知機能に影響を及ぼすと思われる星細胞、乏突起細胞などの修復に影響を及ぼす可能性があることが推定されています。

最近このサプリメントによる治療によりDown症の患者群において高次脳機能の改善が得られる傾向が認められつつあり、現在臨床試験が計画されています。Down症では染色体21番に異常が認められ、特に21番染色体にはApp（21q21）遺伝子がＡＤ病理を、Olig2（21q22）遺伝子がミエリンの異常を、Ｓ１００β（21q22）遺伝子が星細胞の異常をそれぞれ惹起することが最近報告されています。[11)]

このように、Ｄｏｗｎ症とＡＤとの病因の類似点が推測されています。すなわち、Ｄｏｗｎ症もＡＤもてんかん合併が多く、認知機能の障害が生じる点で臨床的な相似点があり、従って有効性がＤｏｗｎ症で証明されれば、ＡＤ〜ＭＣＩ患者においてもてんかん性異常及び認知機能の両面で有効性が推定されます。[12)]

２０２１年4月11日に開催された第11回・認知症の早期発見、予防、治療研究会（代表世話人・田平武氏）一般演題４では工藤千秋氏、阿相皓晃氏が「ミエリン活性サプリメントの使用経験：当院における認知症への治療効果について」と題して、次のように発表しています。

このサプリメントは、有効成分としてヘスペリジン、ナリルチン、α-ＧＰＣ、シナモンを含有するサプリメントであり、昨今では、てんかんやダウン症に対しても有効性が示されている。本報告では、ドネペジルにて改善が見られなかったＡＤに、ドネペジルとサプリメントを併用した効果を報告する。

対象と方法：今回ドネペジルにて症状が改善しなかったＡＤにおいて、サプリメントを12ヵ月間摂取し、認知機能の中核症状と周辺症状への効果をみた。周辺症状の悪化した患者には、３ヵ月間、抑肝散や人参養栄湯の漢方薬の追加投与を行った。効果判定にはMMSE、ADASJ、NPIを用いた。

結果：ADの中核症状の中でも最も効果判定に鋭敏な遅延再生において有効性が確認された。周辺症状に関しては、興奮性の増加がみられた症例もあった。興奮のあった患者には漢方薬をさらに3ヵ月間追加服用してもらったところ、興奮が収まった。

結論：ミエリン活性サプリメントには、ADにおいて中核機能の改善をもたらす効果があることが示唆された。一方、興奮などの症状は漢方薬に含まれる生薬などを併用することで内服を継続できることも示された。我々はかつて漢方薬の抑肝散や人参養栄湯の服薬によりAD患者の認知機能低下を抑制し興奮をある程度抑制することを報告した。興奮などはオリゴ・ミエリンの過形成による可能性もあり、この過形成に抑制力を有する生薬成分が何らかの調整作用を有していることが考えられた。

2021年、佐野氏らはてんかん重積の後にミクログリアが星細胞を活性化し難治性側頭葉てんかんの原因になるという論文を発表しました。長い間てんかんの原因は神経細胞の異常によるものと信じられてきましたが、近年になって脳神経外科のてんかん手術の際に埋め込む硬膜下電極の記録によってもてんかんの原因はグリアにあるという証拠が次々に出てきており、今や難治性てんかんの30%の壁を超えるにはグリアに対する創薬が必要であろうと佐野氏らも述べています。[13)]

本研究ではこのサプリメントの４つの成分のうちヘスペリジン・ナリルチンはミエリンの修復を、桂皮（シナモン）は星細胞の修復を意図して製作されています、αグリセロホスホコリンはアセチルコリンの前駆体としての意義があります。[14] 難治性のてんかんで現存の薬剤では効果が見られない数人の患者に於いて発作回数・程度が半減している患者も経験するようになっています。

このような時期にサプリメントの臨床研究を前向き多施設二重盲検試験として施行することは、上記の理由から大変意義のあることと考えています。

工藤氏らの１施設での通院ＡＤ患者（ＭＭＳＥ：11‐13、ＡＤＡＳ：11‐30）で行った臨床研究[15]によると、サブ解析で遅延再生の得点もサプリメント摂取後48週で改善を示しました。

稲城市立病院脳神経外科の杉山一郎氏、グロービアミエリン研究所の阿相皓晃氏らは、第29回脳神経外科漢方医学会（２０２１年10月２日開催）において「生薬による再ミエリン化とてんかん治療への応用」という演題で口演発表し会長賞を獲得しました。杉山・阿相氏らは以前より、てんかん発作のメカニズムにミエリン形成異常と血液脳関門（ＢＢＢ）の破綻が関与しているというてんかんミエリン仮説を提唱し、生薬の陳皮・桂皮による再ミエリン化の促進およびＢＢＢの修復、てんかん治療への応用の可能性について主張しています。

このサプリメントがＭＣＩ（ＭＭＳＥ 24～28）の患者群に対して認知機能の改善に効果があるか検討

した、多施設前向き二重盲検並行群間比較研究はありません。また、ＭＣＩ患者においては現行の保険診療では使用可能な薬物がないのが現状です。

1．アウトライン

もの忘れ外来より、軽度認知障害（以下ＭＣＩ）（ＭＭＳＥ 24～28）に該当した患者を対象に、ミエリン活性サプリメントによる認知機能の改善を評価する前向き多施設共同二重盲検試験を計画した。主要評価項目は、高次脳機能の変化を ADAS Cog J 13、ADCS-iADL を含む iADRS を用いて評価し、副次評価項目としては MMSE-J, WMS-R-J, FAB、CDR-J、ADAS Cog J 13、ADCS-iADL を設定した。サプリメントを48週間飲用した際の24週及び48週時点の各評価項目のスコアを基に、ＭＣＩ患者に対する安全性・有効性の検討を行う。

また、現在までＭＣＩ～軽度ＡＤ（ＭＣＩ群対軽度ＡＤ群のＭＭＳＥ最適カットオフ値は23／24）の患者で、抗てんかん薬治療を要するか否かという点に関しては明確なエビデンスに基づいたコンセンサスは得られていないので、本研究ではＭＣＩ患者に対する抗てんかん薬、特にレベチラセタムの使用は行わないこととした。

2. 研究の目的

ＭＣＩ患者に対するミエリン活性サプリメントの高次脳機能改善効果・安全性の検討

1. 研究薬剤の概要

2. 研究対象者の選定方針

3. 対象者

登録時において、以下の選択基準をすべて満たし、除外基準のいずれにも抵触しない患者

3. 選択基準

本研究に組み入れられる患者は、以下のすべての基準を満たしていなければならない

1. 同意説明文書への署名時の年齢が60歳以上85歳以下の患者

2. 本研究への参加の説明を理解し、本人の自発的意思による本試験への参加の同意を文書にて得られる患者

3. スクリーニング時のＭＭＳＥのスコアが24点以上28点以下の患者

4. 記憶障害が6か月以上にわたって徐々に進行していると、本人又は情報提供者から報告がある

5. 患者と頻繁に（1週間に10時間以上）連絡を取れる状態にあり、患者の試験来院に付き添うことが

できる又は指定した時間に電話で連絡が取れる介護者がいる

6．神経心理学的検査をするのに十分な読み書き能力、視力及び聴力を有している患者

1）Petersen RC, Smith GE, Waring SC, Ivnik RJ, Tangalos EG, Kokmen E.（1999）Mild cognitive impairment :clinical characterization and outcome.　Arch Neurol 56, 303-308

2）Dodge HH, Buracchio TJ, Fisher GG, et al., Trends in the Prevalence of Dementia in Japan. Int J Alzheimers Dis. 2012; 2012: 95635

3）Sillampa M, et al., Regional differences and secular trends in the incidence of epilepsy in Finland: a nation wide 23-year registry. Epilepsia 52（10）1857-1867, 2011

4）Vossel KA, et al., Effect of levetiracetam on cognition in patients with Alzheimer disease with and without epileptiform activity: A randomized clinical trial. JAMA　Neurol 2021 Sep 27; e213310

5）Ngandu T, et al., A 2 year multidomain intervention of diet, exercise, cognitive training, and vascular risk monitoring versus control to prevent cognitive decline in at-risk elderly people（FINGER）: a randomized controlled trial.The lancet 385: 2255-2263, 201

6）Sancheza PE et al., Levetiracetam suppresses neuronal network dysfunction and reverses synaptic and cognitive deficits in an Alzheimer's disease model. PNAS 109（42）E2895–E2903 2012

7）Palop JJ et al., Aberrant excitatory neuronal activity and compensatory remodeling of inhibitory hippocampal

circuits in mouse models of Alzheimer's disease. Neuron 55 (5) 697-711, 2007.
8) Bakker A, et al., Reduction of hippocampal hyperactivity improves cognition in amnestic mild cognitive impairment. Neuron 74 (3) : 467-474, 2012
9) Vossel KA et al. Incidence and impact of subclinical epileptiform activity in Alzheimer's Disease. Ann Neurol 80 (6) : 858-870, 2016.
10) Vossel KA et al., Epileptic activity in Alzheimer's disease: causes and clinical relevance. Lancet Neurol 16 (4) :311-322, 2017
11) Kudoh C, Hori T, Yasaki S, Ubagai R and Tabira T. Effects of Ferulic Acid and Angelica archangelica Extract (Feru-guarduarderu-guard Acid and merauses and clinical relevance. Lancet Neurol 16 (4) : 311-322, 2017rol 80 (6) : 858-870, 2016.J AD Reports 4 (2020) 393-398
12) 富永牧子ら。：認知機能低下を認める成人ダウン症候群患者へのミエリン活性サプリメントMガード®の投与経験。日本早期認知症学会誌 2021Vol.14 (1) p.60-65
13) Sano F, et al. Reactive astrocyte-driven epileptogenesis is induced by microglia initially activated following status epilepticus J CI Insight. 2021 May 10; 6 (9) : e135391
14) 阿相皓晃、村瀬仁章：アルツハイマー型認知症　認知症治療の活路の誕生、アミロイド仮説からミエリン仮説へ Part 3 資料添付
15) 工藤千秋、阿相皓晃。ミエリン活性サプリメントの使用経験：当院における認知症への治療効果。第11回　認知症の早期発見、予防、治療研究会（代表世話人　田平 武）抄録集、演題4

第9章

ミエリンの修復による
てんかん治療

てんかんと認知症の関係

当院におけるもの忘れ外来患者さんのうち、ＭＣＩ患者に脳波検査を行ったところ、てんかん性異常が高頻度でした。

ＭＣＩ患者に脳波検査を行い、てんかん性異常の頻度を調べた結果が１２４〜１２５ページの図です。

国立精神神経センター発達障害、てんかんセンター長・中川先生によると、脳波異常はＡＳＤの75・５％、ＡＤＨＤの70・５％に見られたという。

そこで森山脳神経センター病院のもの忘れ外来に来られたＭＣＩの患者さんについての脳波異常の頻度を検討しました。ＭＣＩの定義を次のような定義としました。

・ＧＤＳ－Ｓ－Ｊ６点以上は鬱として除外する。

・ＭＣＩあるいは軽度認知症（ＣＤＲ０・５）、

ＭＣＩの定義はDSM 5の possible MCI の基準を用いる。また、健忘性ＭＣＩの定義は Petersen RC (1999) Arch Neurol 56, 303-308 の基準をもちいる。

右記の基準だけでなく、心理検査によるカットオフ値を用いる。

・ＭＭＳＥ 24〜30点 ３単語記憶で－２点か－３点。計算で－１点、見当識で－１点は許容。

・ＷＭＳ－Ｒ論理的記憶Ⅱ　教育年数16年以上の場合8点以下、教育年数８〜15年の場合4点以下

てんかん性脳波異常の判定は、以下のPillai & Sperling（2006）による①〜⑥の基準（一部改変）に従って行いました。

Pillai & Sperling（2006）

①異常脳波放電は、発作性であり、背景脳波と明確に区別される。
②異常放電では、通常数ミリ秒にわたる極性の急激な変化を示し、その結果として鋭波またはスパイクが生じる。
③異常放電の持続期間は200ミリ秒未満であること。
④異常放電は、生理学的電場を有している必要がある。すなわち、放電は複数の電極から記録され、電圧勾配が存在する必要がある。
⑤スパイクまたは鋭波の極性は、通常は負である（脳構造より、正の場合もありうる）。
⑥スパイクの後に徐波が続くことが多い。

脳波検査の記録条件は、①日本光電の記録計を用いること、②10／20法に基づく19ch誘導、③モンタージュは以下の誘導は両耳朶連結俯瞰電極。日本光電の脳波計の記録モードは、電極モードに設定すること（通常はこの設定になっている）。

電極モードとは、後で俯瞰電極の変更などモンタージュを変更できるように各電極単位で脳波を記録します（心電図などの混入がある場合は、モンタージュを変更することがあります）。これに対してモンタージュモードという収録方法があり、これで収録すると後からモンタージュを変更できません。

この脳波記録で明瞭な鋭波・棘波が見られた場合には脳波異常群に区分し、異常のなかった2群に研究者の判断で区分けします。異常群の全データを富山大学の生理学教室（西条寿夫教授）にて後ほど分析し、3または4層実形状標準脳モデルや3層球状モデルによるダイポール推定ならびにsLORETA法を用いて電流源密度推定を行います。

平均年齢74・38、年齢分布34~90、男20例、女33例について通常の外来脳波記録を

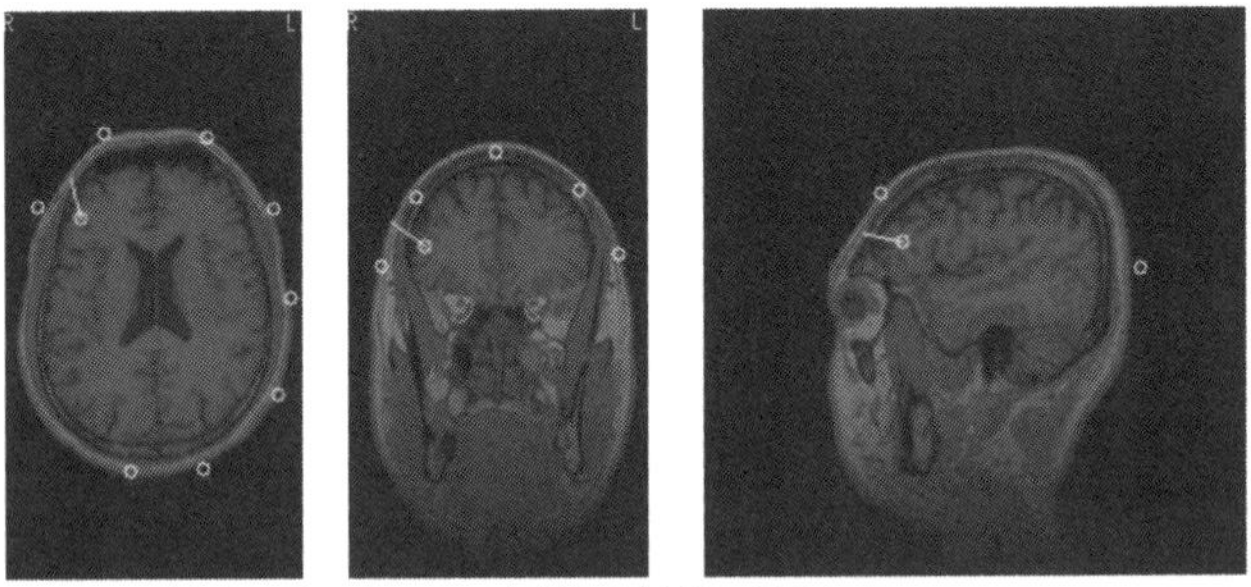

図版19　棘波のダイポールは右前頭葉外側に見られる。

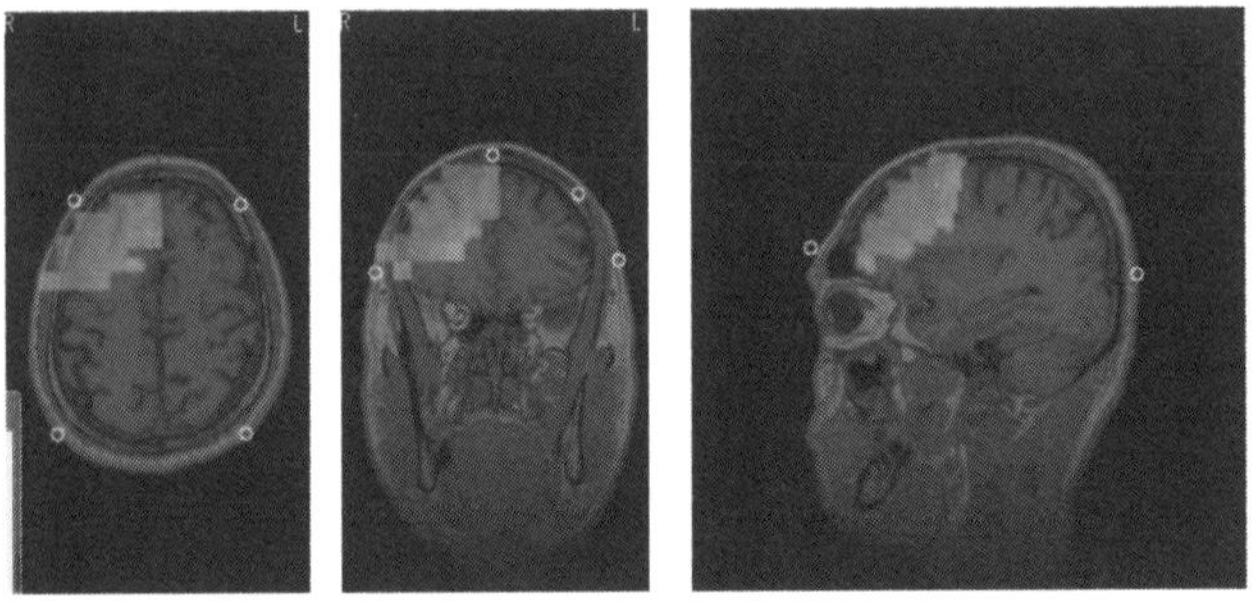

図版20　多数の棘波ダイポールは右前頭葉に集積した。

行いました。森山脳神経センター病院脳波記録室は暗く静かで、記録の途中で大抵の患者さんは軽睡眠状態になりました。

側頭葉が関与したのは６／53例、前頭葉17／53例でした。異常脳波が観察された頻度は41／53例　77・４％でした。

代表例を示します。79歳女性。主訴はもの忘れです。鍵の置き場所を忘れる。新聞や本を読んでもしっかり頭に入らない、理解できないことが多くなった。家の中の片づけができない。清潔感が落ちてきたということを訴えていました。Focal Impaired Awareness Seizure（ＦＩＡＳ）を示すようなエピソードは本人も家族も気づいていなかったが、脳波にて棘波が認められ、ダイポール推定では右前頭葉外側に局在しました。

これを縦断的に記録すると右前頭葉にダイポールが集積している傾向でした。また代表的な棘波の高周波律動を計測するとＦ８の領域に１２８Hz程度のＨＦＯが認められました。

本症例でのアポリポ蛋白は、Ｅ３／Ｅ３レベチラセタム２５０mgを日に１回処方したが、明瞭な高次機能の改善は得られず、程なく

平均年齢　74.38	側頭葉が関与	6/53
年齢分布 34〜90	前頭葉が関与	17/53
男　20	正常：22.64%	12/53
女　33	**異常：77.36%**	**41/53**

図版21

施設入所となりました。本例のＭＲＩでは右海馬の萎縮が著明でした。

我々の結果では通常の文献上の異常発現頻度より77・４％と高く、前頭葉に32％、側頭葉は11・３％と側頭葉より前頭葉に棘波が多く見られたので、この事実を確認するために今回多施設のもの忘れ外来患者におけるてんかん性異常脳波の頻度の観察研究（久保田有一東京女子医科大学足立医療センター脳神経外科教授を主任研究者として）を行うこととしました。

久保田先生の発案で局所の徐波の存在や基礎律動の徐波化（８Hz未満）に関しても調査することとＭＣＩのみでなく、もの忘れ外来に来られた患者のＡＤＡＳ ＣｏｇＪ13、ＡＤＣＳ、ｉＡＤＬ、ＭＭＳＥ、ＷＭＳＲ、ＣＤＲ、ＦＡＢをすべてベースラインで調べること、森山脳神経センター病院では異常と判断した全例にダイポール推定（富山大学）を行い、落合脳クリニックでは可能な限り髄液を採取してｐＴａｕ、アミロイドβ43／42の計測を行うこととしました。

これらのことから、認知症の代表的な症状とされるもの忘れには、てんかん性脳波異常が見られる傾向があるのです。認知症治療とてんかん治療はつながっているといえるでしょう。

てんかん・認知症に対する有効性

我々は新たに「ＡＤとミエリン仮説」を提唱しています。

ここで最新のミエリン活性サプリメントのてんかん・認知症に対する有効性について、現在までの文献及び実際の基礎実験の結果（稲城市立病院脳外科部長・杉山一郎先生の報告）をご紹介します。杉山先生はこの研究で脳神経外科漢方研究会の会長賞を獲得されております。

まずてんかんとミエリン（オリゴデンドロサイト）の関係について、文献上のエビデンスをご紹介します。

側頭葉てんかんで、海馬扁桃体領域においてオリゴデンドロサイト様細胞が異常増加している。[1]

また側頭葉てんかんで、血管周囲にオリゴデンドロサイト前駆細胞（ＯＰＣ）とみられる細胞が異常集積している。[2]

前頭葉てんかんで、切除標本においてミエリンの減少・形成異常、軸索の減少、ＯＰＣの白質・灰白質部や血管周囲での異常集積が見られる。[3]

小児の焦点性てんかんの切除標本で、オリゴデンドログリア様細胞が増加している。[4]

ミエリンの異常で有名な多発性硬化症では患者の３・０９％がてんかんを合併すると言われており、

てんかん患者は人口の1％に見られるという点からは多発性硬化症にはてんかんが合併しやすいと言えるでしょう。

また、多発性硬化症の重症度とてんかんには直接的関連があると報告されています。[5]

またてんかん合併多発性硬化症患者の死亡率は、合併しない患者と比較して高く、[6] 慢性的な脱髄がてんかん発作を引き起こしていることも報告されています。[7]

すなわち、脱髄がある患者ではてんかん発作を起こしやすく、てんかんを合併しやすく、てんかん合併例では死亡率が高いと言えます。

ミエリンの形成はオリゴデンドロ細胞が行っているわけですが、その細胞の発生を理解しておく必要があります。

オリゴデンドロサイト前駆細胞（ＯＰＣ）は、オリゴデンドロサイトへ分化する前駆細胞で、神経幹細胞と同様の能力を獲得し、ニューロンおよび星細胞へも分化します。周辺細胞（ニューロン・星細胞・血管周皮細胞・ミクログリア／マクロファージなど）からのさまざまなファクターの提供を受けて、分化し、星細胞同様、グリオーマの起源細胞の一つと考えられています。また血液脳関門（Blood-Brain Barrier, ＢＢＢ）の微調節にも関与しております。

ミエリンの形成にはミエリン塩基性タンパク（Myelin Basic Protein, ＭＢＰ）が重要です。これはミエリン構成タンパクの一種で、ミエリン脂質二重膜の内膜同士が接する細胞質に存在し、太さ３㎚、長さ7～8㎚で、不均一性が高く、どんな形にも変形します。

MBP遺伝子は第18染色体上に存在し、7つのエクソンから構成されています。脱髄・再ミエリン化の指標となるのは、アイソフォーム21・5kDaが最も重要です。ミエリン膜形成の際に、軸索とオリゴデンドロサイトとのコミュニケーションを担い、オリゴデンドロサイト前駆細胞（OPC）の分化にも関与しています。

ここで血液脳関門（BBB）について改めて説明します。BBBは血管内皮細胞膜と星細胞膜で機能維持され、隣接する内皮細胞同士、星細胞同士は、Tight junctionで結合します。星細胞、ペリサイト、ニューロンと緊密に連携して神経血管ユニットを形成し、脳の微小環境を調節しています。

Tight junctionには、膜通過に重要な役割を担うタンパクである、クローディンが埋もれています。クローディンにはサブタイプがあり、血管内皮細胞ではクローディン3、5、12が、星細胞ではクローディン4、1が膜通過に寄与しています。

星細胞同士および星細胞・オリゴデンドロサイトは、Gap junctionで結合し、それぞれコネキシン43、30、コネキシン47、32タンパクが情報伝達の役割を果たしています。これらの関係を図示したのが図版22です。

Pericyte（血管周皮細胞）は、ＢＢＢの機能調節をしており、Pericyteの減少は、ＢＢＢの破綻および低灌流を示唆します。[8]

Oligodendrocyte Precursor Cell（ＯＰＣと略します）の異常はすなわちミエリン形成異常ＢＢＢの機能破綻を意味し、てんかん発作を誘発しやすくなります。

ここでＭＢＰが欠損しているてんかんマウスモデルであるShiverer mutant mouseについてご紹介します。シバラーとは震えるという意味です。

①劣性遺伝の変異マウス、ＭＢＰ遺伝子のエクソンのうち、３～７が欠損。
②生後12日頃から頻回な震え・けいれんが出現。
③生後１００日もたずに死亡。
④ミエリン形成が異常。
⑤ＯＰＣの分化が抑制され、ＯＰＣが著しく増加

BBBの模式図

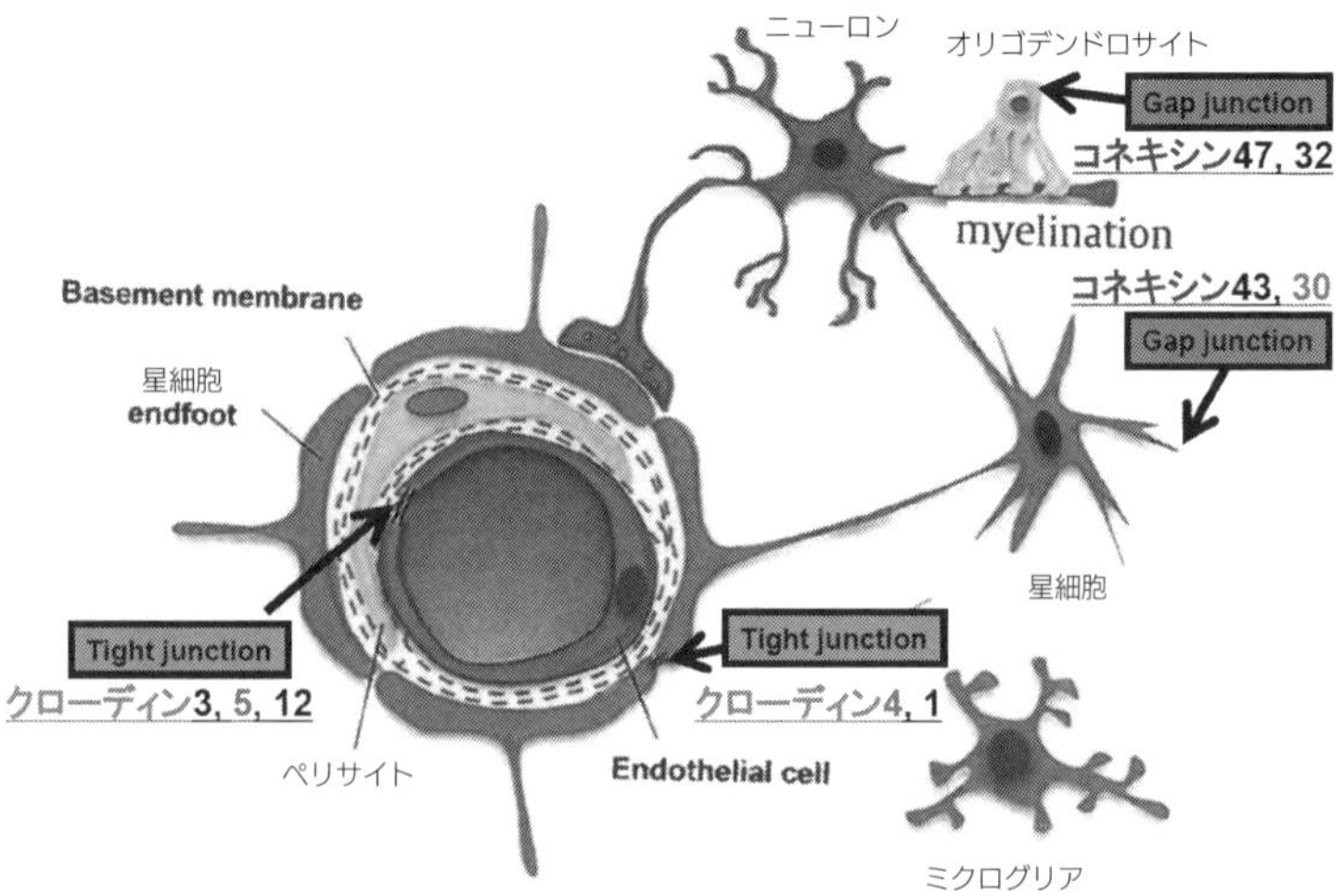

図版22

すると言った特徴があります。
このマウスではミエリンの修復・再生がてんかん治療の鍵となります。
このマウスに次のような生薬を与えます。

①陳皮（Chinpi）　生薬の一種で日本ではミカン科ウンシュウミカン、中国ではマンダリンオレンジの果皮を乾燥したものです。成分は、リモネン、リナロール、テルピネオールを主成分とする精油約0・2％および配糖体のへスペリジン、フラボノイドのナリルチン・ノビレチンなどで、効能・芳香性健胃、駆風《くふう》、鎮吐《ちんと》、鎮咳《ちんがい》作用などが挙げられます。具体的には、咳・肩こり・消化器症状・疼痛・風邪・冷え性・神経痛などです。

②陳皮によるミエリン修復がみられます。老化マウスの脱髄に対して有効であり、カプリゾン脱髄モデルマウスに対して有効、Shiverer mouse のＯＰＣの分化を促進し、ＭＢ21・５ＫＤａアイソフォームへ密接に関与します。

③桂皮（Keihi）もまた生薬の一種、シナモンで、クスノキ科トンキンニッケイやその他同属植物の樹皮を乾燥したものです。成分は精油、桂アルデヒド、オイゲノール、サフロール、フェランドレン、リナロールリモネン、リナロールなどです。
効能は芳香性健胃、発汗、鎮痛、整腸、駆風《くふう》、収斂《しゅうれん》作用などですが、具体的には、食欲不振、胃炎、

つわり、生理痛などです。

④桂皮および陳皮による治療によって星細胞、血管周皮細胞の活性化が起こります。桂皮はステロイド骨格に似た構造をもつため、脂質二重膜を通り抜けやすく、ＢＢＢも通過しやすく、桂皮はクローディン４を増やします。

陳皮はクローディン５を増やすが、桂皮はコネキシン30を調整します。従って陳皮と桂皮の投与によってＭＢＰ特に21・５ＫＤａの isoform が増加しシバラーマウスのてんかん発作が軽減し、延命効果がもたらされました。

今までのまとめは以下のようになります。

てんかん発作の発生メカニズムにミエリン形成異常およびＢＢＢの破綻が大きく関与している。

・それらの要因として、ＯＰＣの分化異常が考えられる。

・ミエリンおよびＢＢＢの修復・再生機構の解明が、てんかん治療に繋がる可能性がある。

・とくにＯＰＣの分化・成熟に重要な役割を担う、ＭＢＰ21・５ｋＤａの研究が鍵となる。

・陳皮によりＭＢＰが活性化され、ミエリン形成（再ミエリン化）が促進される。

・桂皮は、ＢＢＢの機能維持に不可欠な星細胞の Gap junction を構成する膜貫通タンパクのＣｘ30に作用している。

・星細胞はオリゴデンドロサイトと Gap junction で情報伝達しており、星細胞の賦活により、再ミエリン化が促進される。
陳皮および桂皮が、てんかん治療薬として応用される可能性が示唆される。

次に認知症と抗てんかん薬について説明します。
アルツハイマー型認知症（ＡＤ）においてミエリン損傷がみられる。[9]
ＡＤにおいてＢＢＢの機能不全がみられる。[10]
・アルツハイマー型認知症（ＡＤ）ではてんかんを合併する率が高い。[11]
・てんかん合併ＡＤ患者の投薬では、抗認知症薬と抗てんかん薬両者の内服となり、薬剤の種類・量が増え、コンプライアンス低下を招く。
・旧来の抗てんかん薬は認知機能を悪化させ、認知症高齢者への使用は注意が必要。新規抗てんかん薬は漸増法などの工夫を行えば比較的忍容性が高く、有効である（認知症疾患診療ガイドライン２０１７）。
てんかん合併ＡＤ患者（とくに初期）の投薬に生薬（陳皮・桂皮など）という選択は抗てんかん薬の30％の壁を打破する可能性があります。なぜならば現在までに開発された抗てんかん薬はすべて神経細胞をターゲットにしているからです。
ミエリン活性サプリメントの主要成分はヘスペリジン（陳皮）、ナリルチン（陳皮・ジャバラ）、桂皮、α-ＧＰＣです。α-ＧＰＣ（グリセロホスホコリン）とは大豆レシチン（大豆に含まれるリン脂質）を

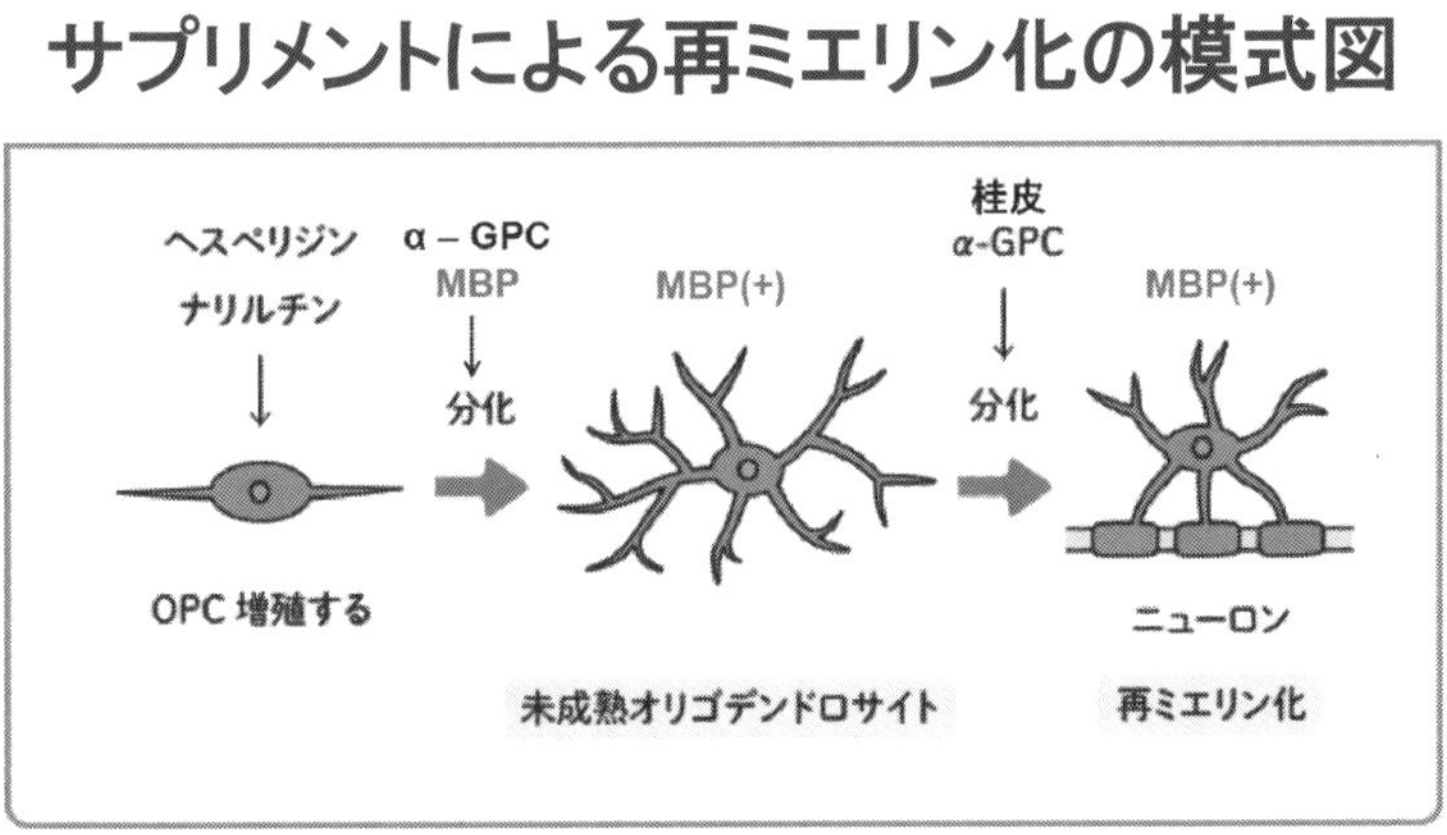
サプリメントによる再ミエリン化の模式図
ヘスペリジン
ナリルチン
α－GPC
MBP
分化
MBP(+)
桂皮
α-GPC
分化
MBP(+)
OPC 増殖する
ニューロン
未成熟オリゴデンドロサイト
再ミエリン化

図版23

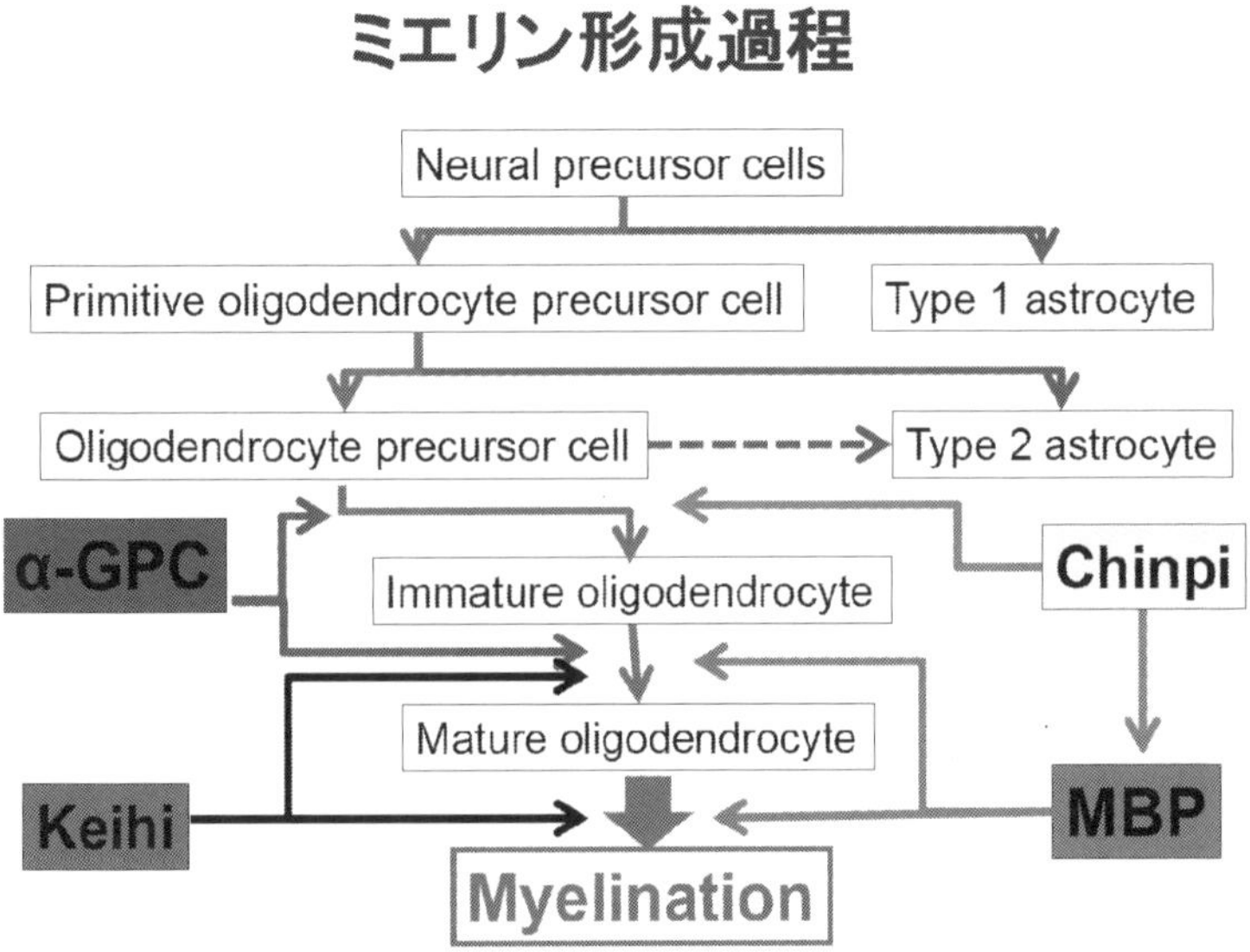
ミエリン形成過程
Neural precursor cells
Primitive oligodendrocyte precursor cell
Type 1 astrocyte
Oligodendrocyte precursor cell
Type 2 astrocyte
α-GPC
Chinpi
Immature oligodendrocyte
Mature oligodendrocyte
Keihi
MBP
Myelination

図版24

加水分解して得られる成分であり、ビタミン様栄養素「コリン」の補給を目的に主に用いられ、母乳をはじめ、体内に普遍的に存在し、体の成長と生命活動に必要な生体成分です。

すべての細胞に存在し、成長ホルモン分泌の促進、認知症改善、学習能力の向上、健康・美容促進に効果がありOPCを分化・成熟させ、オリゴデンドロサイトをつくります。α-GPCは脂質であり、膜の構成成分であるコリンやホスファチジルコリン合成に欠かせません。α-GPCが欠損すると、脳では顕著な脱髄を起こし、肝臓は脂肪肝になります。

α-GPCの作用機序、再ミエリン化の過程においてα-GPCは、膜構成成分であるコリンやホスファチジルコリンの前駆体であるホスホコリンを合成する成分として、重要な役割を担っています。

ミエリン活性サプリメントへの期待は以下のようになります。

・認知症ミエリン仮説に基づいた、陳皮および桂皮による再ミエリン化の促進。

・α-GPCによる細胞膜の修復。

・α-GPCによるアセチルコリンの増加。

認知機能の悪化予防および改善が見込まれ将来的にはてんかん治療にも有用であると予想されます。

ですからこの時期にサプリメントによるMCIの臨床研究を行うことは大変有意義であり、期待が持てるというわけです。

1) Sone D, et al: Marked accumulation of oligodendroglial-like cells in temporal lobe epilepsy with amygdala enlargement and hippocampal sclerosis. Neuropathology. 2018 Apr; 38 (2) : 154-158.

2) Kasper BS, et al: Perivascular clustering in temporal lobe epilepsy: oligodendroglial cells of unknown function. Acta Neuropathol. 2004 Dec; 108 (6) : 471-5

3) Schurr H, et al: Mild Malformation of Cortical Development with Oligodendroglial Hyperplasia in Frontal Lobe Epilepsy: A New Clinico-Pathological Entity. Brain Pathol. 2017 Jan; 27 (1) : 26-35

4) Sakuma S, et al: Increased subcortical oligodendroglia-like cells in pharmacoresistant focal epilepsy in children correlate with extensive epileptogenic zones. Epilepsia. 2016 Dec; 57 (12) : 2031-2038.

5) Burman J, et al: Epilepsy in multiple sclerosis: A nationwide population-based register study. Neurology. 2017 Dec;12; 89 (24) : 2462-8

6) Chou IJ, et al: Epilepsy and associated mortality in patients with multiple sclerosis. Eur J Acta Neurol. 2018 Oct 12.

7) Andrew SL, et al: Chronic demyelination-induced. Neuroscience. 2017 Mar; 27 (346) : 409-22.

8) Quaegebeur A, et al: Pericytes: blood-brain barrier safeguards against neurodegeneration? Neuron. 2010 Nov 4; 68 (3) : 321-3.

9) Wang SS, et al: Myelin injury in the central nervous system and Alzheimer's disease. Brain Res Bull. 2018 May 3; 140: 162-168.

10) Nelson AR, et al. Neurovascular dysfunction and neurodegeneration in dementia and Alzheimer's disease.

Biochim Biophys Acta. 2016 May;1862 (5) : 887-900.
11) Vossel KA, et al: Lancet Neurol. Epileptic activity in Alzheimer's disease: causes and clinical relevance. 2017 Apr; 16 (4) : 311-322.

第10章

超音波治療の新たな可能性

ＦＵＳ機治療を開始

２０１３年に新百合ヶ丘総合病院に我が国初のＭＲガイド下集束超音波治療器（focused ultrasound surgery：ＦＵＳ）が導入されました。２０１９年６月には本態性振戦に対するＦＵＳ機治療が保険収載され、２０２０年９月より「薬物療法で十分に効果が得られないパーキンソン病であって、脳深部刺激術が不適応の方で、運動症状の緩和を目的とする治療」が保険適応になり、現在我が国では17台以上のＦＵＳ機が導入されています。

森山脳神経センター病院では２０２１年６月よりＦＵＳ機が導入され、東京女子医科大学の機能外科グループの平教授の協力を得ながらＦＵＳ機治療を本格的に開始し、東京では初めてのＦＵＳ機器の導入となりました。現在導入以来20カ月で約80例程度の治療が行われ患者さんの満足が得られています。また、平教授の退任（２０２２年３月）により本格的に当院でＦＵＳ機治療に参画されることとなりました。

治療費は３割負担の場合40万円程度であり、１割負担では10万円程度になります（患者さんの収入や年齢により算定されます）。

本態性振戦とは原因不明のふるえで、動作時に起こります。脳で異常な信号が発生することで自分の意志と関係なく手が動いてしまうと考えられています。両手が震えることが多いですが、特に利き手が震えることで困ることが多いようです。緊張すると震えが強くなりますが、生理的な震えと異なり、特定の動作の時に毎回震えるのが特徴で、家族にも震える方が多いようです。

パーキンソン病の時にも震えますが、これは主に安静時振戦といわれ何もしていない時に震えます。その他バセドウ病（常に震える）、小脳の病気や薬剤性（一部の抗精神病薬や抗てんかん薬、胃腸薬、気管支喘息の薬剤）などの原因があります。

診断はＦＵＳ機治療をしている主に脳神経外科医が最も診断能力が高いと思いますが、その他に運動異常症を専門にしている神経内科医などに診断してもらってください。いずれにしても振戦で生活に困っている場合にはＦＵＳ治療の専門施設にてよく診察していただいてください。現在は両側のＦＵＳ治療は保険診療としては認められておりませんので、利き手の治療をまず希望される患者さんが多いようです。

患者さんのよく訴える困っている症状は次のようなことです。

1）文字を書く
2）コップを持つ
3）箸を持つ
4）ボタンを掛ける
5）携帯電話の操作やパソコンの入力をする

6）人前で何かをするとき余計に震える

40歳以上では4％、60代で多く発症しますので、症状によっては早めにFUS治療を受けることをお勧めします。

震えに効果がある薬剤としては保険適応になっている薬剤としては、高血圧治療に使用される交感神経α／β混合遮断薬アロチノロールがあります。異常な信号が脳から手の筋肉に届くのを遮断する効果があるようです。

この薬で著効を示す人はしばらくこの薬剤で治療を続けてください。ただし、副作用として脈が遅くなるとか気管支が狭くなるなどが見られますので、心臓病の方や、気管支喘息のある方、糖尿病の方ではケトアシドーシスなどで使用できない場合もあります。

FUSの治療原理

ＦＵＳの治療では頭部にトランスデューサーと呼ばれるヘルメット状の超音波発生装置を装着します。トランスデューサーには１０２４個の超音波発生素子が装備されており、ここから超音波を標的の一点に集中させて熱凝固巣を作成し、これまで電極挿入で得られていた効果と同様の効果をもたらします。

患者頭部に密着（頭部全剃毛が必要な理由）した waterbag を通してMR目標点（本態性振戦では視床腹側中間核：Ｖｉｍ）に超音波を集中させ、正常脳温を37℃としてソニケーション中の目標点の相対温度をMR thermistor でモニターしつつ目標点の温度をコントロールする治療器であり、T2WI-MRI で明瞭な病変が作成されるには56℃以上の温度上昇が必要とされています。

問題点としては、頭蓋骨密度比（skull density ratio：ＳＤＲ）が０・３未満の患者さんでは超音波が頭蓋骨で吸収され、目標点の温度が上昇しないことが多く、ＦＵＳ治療の適応外と判断されることが多いのが現状ですが、将来的にはマイクロバブルの使用などでこの弱点を克服することが可能になるかもしれません。

ＦＵＳの治療対象疾患

ＦＵＳは、当初は本態性振戦に対する治療として使用を開始しました。低侵襲的な治療（毛髪の全剃毛が必要である）が可能であり、放射線を治療に使用せず、電極挿入などに必要な穿孔なども不要であり、ＭＲＩで温度モニターを行いながら必要にして十分な治療が行われるという、機能外科にとっては革新的な治療が可能となりました。

新百合ヶ丘総合病院に導入後、振戦に対してはＶｉｍを治療ターゲットに、書痙（音楽家ジストニア）などに対しては吻側腹側核（Ｖｏ）をターゲットに、またパーキンソン病には淡蒼球―視床路（pallidothalamic tract：ＰＴＴ）をターゲットに、またてんかん例では後述するような部位をターゲットにして、東京女子医大機能外科チームと治療を行ってきました。その内訳は、本態性振戦20例、書痙（音楽家ジストニア）10例、てんかん6例、パーキンソン病6例です。

治療は原則的に局所麻酔で行い、治療に伴う副作用はほとんどなく、患者さんあるいは術者による緊急停止が可能であり、また治療効果が不十分に終わった場合でも、放射線治療ではないので後日繰り返しＦＵＳ治療が可能である点など、安全性も担保されています。

同じ非侵襲的な治療として、筆者も分担研究を行った大江先生らのガンマナイフによる振戦の治療では、治療中・直後は治療効果を見ることはできず、数ヵ月後に効果が徐々に出現するという特徴がありましたが、ＦＵＳでは運動症状や難治性疼痛などの改善は治療中から確認することが可能です。震えの外科治療には次の方法があります。

脳深部刺激療法（DBS）

高頻度の電気刺激により脳神経の異常な信号伝達を阻害し、ふるえなどの運動症状を軽減させる治療法です。

ＭＲＩ画像などから治療標的の位置を測定し、頭蓋骨に小さな穴を開けた後、電気刺激のための電極を植え込みます。電気刺激の強さを患者さんの症状にあわせて調節できるなどの利点があります。体内に刺激発生装置を留置するため、定期的な電池交換や充電が必要です。

高周波凝固術（RF）

熱凝固により脳神経の異常な信号伝達路を熱凝固し、ふるえなどの運動症状を軽減させる治療法です。ＭＲＩ画像などから治療標的の位置を測定し、頭蓋骨に小さな穴を開けた後熱凝固針を刺入し、高周波により治療部位を凝固させます。手術は通常２時間程度の比較的短時間で終了します。

MRガイド下集束超音波治療（FUS）

超音波発生素子が埋め込まれた治療ヘルメットに患者さんの頭を固定し、ふるえの原因となる神経回路である視床腹側中間核に超音波を集束させ熱凝固します。

では、現在森山脳神経センター病院のＦＵＳセンターで行われている最新の視床腹側中間核のＦＵＳ治療について画像を用いながら説明します。

ＭＲＩで治療部位の温度上昇の確認と、患者さんの症状の両方を確認しながら手術は進められるので、安心して手術を受けていただけます。さらに、低侵襲的な手術であることから身体への負担が少ないため、入院期間は最短だと2泊3日で退院可能です。

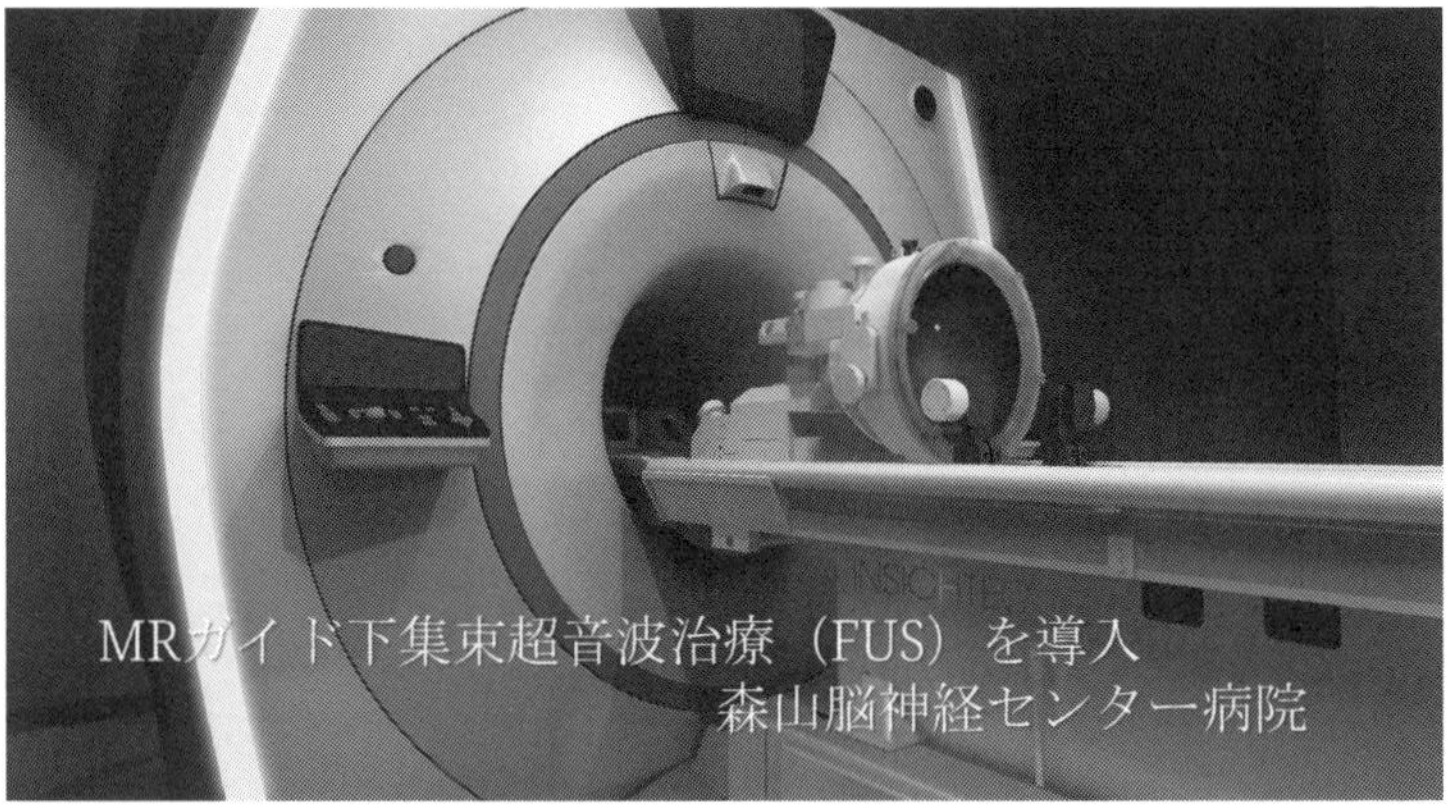

図版25

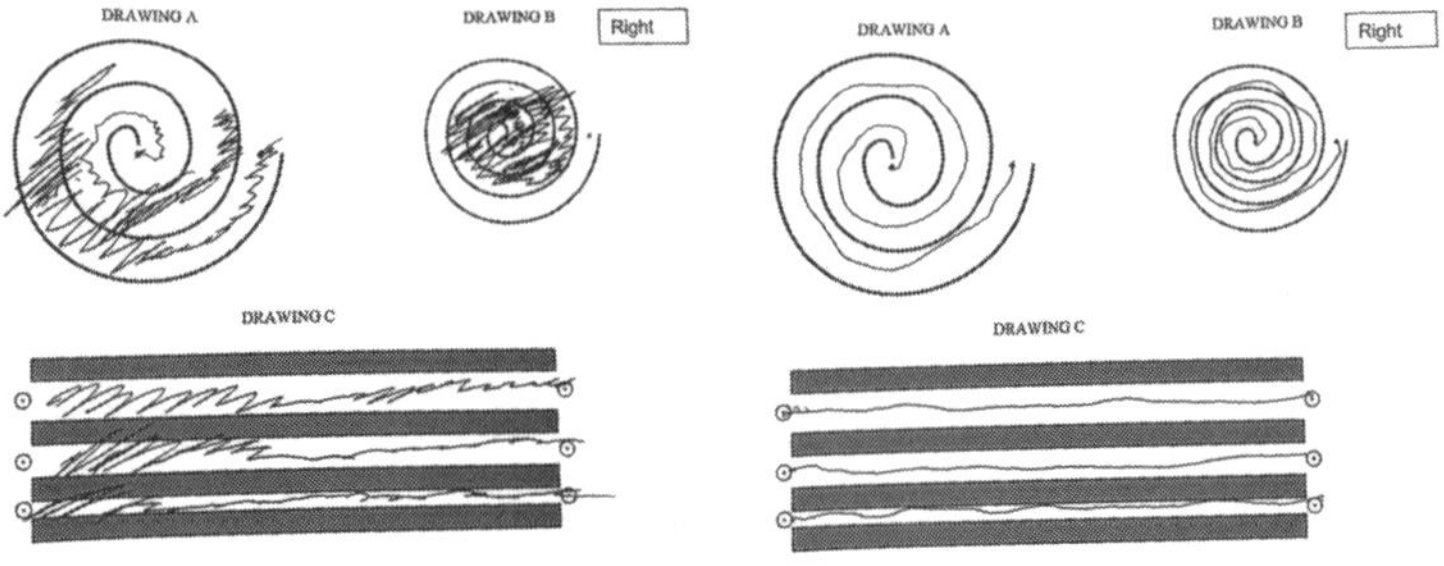

手術前　手術直後

図版26

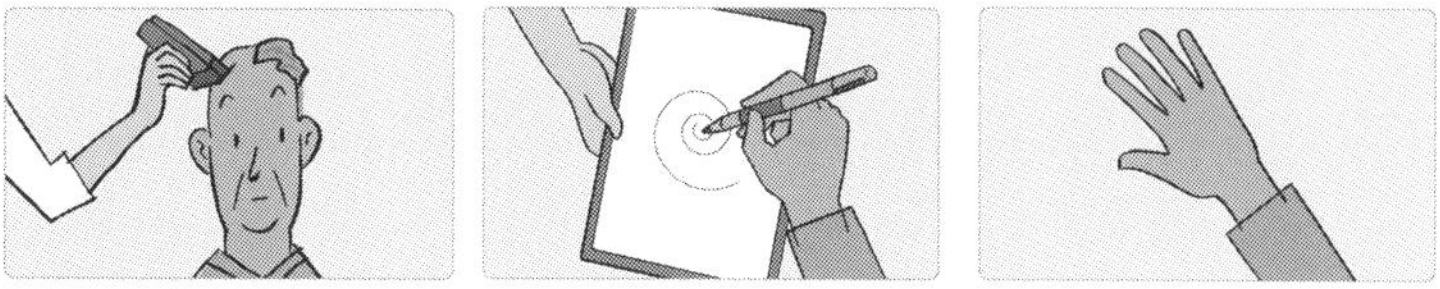

図版27　術前準備

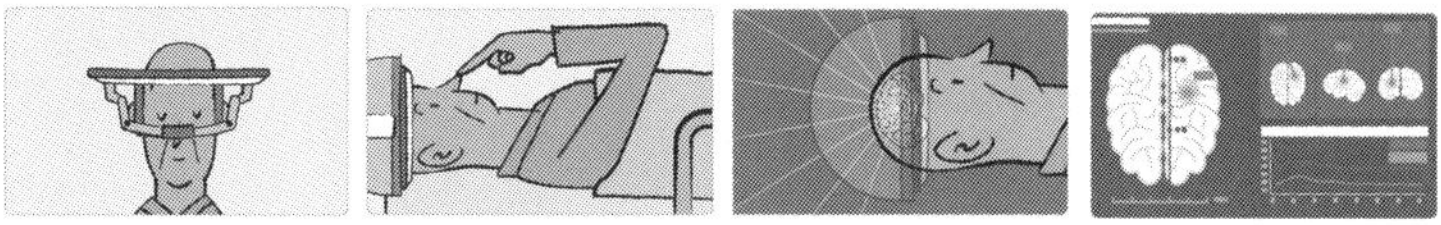

図版28　治療当日

ふるえ治療の対象となる方

本態性振戦・一部のパーキンソン病と診断された方で、薬物療法の効果が低い方がＦＵＳの対象となります。

ＭＲガイド下集束超音波は開頭を行わずに治療をすることが可能で、他の外科的手術に比べて身体への負担が少なく早期の社会復帰が期待できます。

頭髪を完全に剃毛します。局所麻酔を行い、治療中頭部が動かないようにフレームをピンで固定します。治療は覚醒状態（意識がある状態）で進められるので、治療中にふるえの変化を実感することができます。超音波照射中はＭＲＩでリアルタイムに温度上昇を確認しながら照射を行います。ふるえの緩和が最適と判断された時点で治療は終了となります。

最近の治療例を示します。

80歳代の女性で右利きですが左の振戦が強く右視床Ｖｉｍ核の

ＦＵＳ治療を計画しました。ＳＤＲ０・36でしたが、Number of elements ９２８個、skull area３４８㎠であり頭蓋内に石灰化もありましたが、治療可能と判断し、ＦＵＳのために水曜日理髪店で剃毛後午後に入院。木曜日の朝、足りない剃毛を病棟で追加して、図版28の左端のように頭に定位手術枠を局麻下に装着します。

左図29の＋点を目標点として定めました。白い範囲が震えの視床における線維の存在範囲であり、下の黒い範囲は体性感覚線維の視床連絡路です。感覚障害が起こらず振戦の線維のみを十分に包含するように、ＭＲ画像にて前交連―後交連線を決定し、後交連より７㎜前方、第三脳室正中より右側方へ14・０㎜、前交連―後交連線より３・５㎜上方にターゲットを定めました。

麻酔開始時間10時６分、ＦＵＳ照射開始11時１分、照射終了11時51分でした。照射部位の温度をモニターしながら少しずつ温度を上げて行き図31のように最終温度は平均56℃、最大58℃の治療ができ、症状も著しく改善、図31右に見られるようにキャビテーションも見られず治療は無事終了しました。

図32、33に示すようにＦＵＳ翌朝のＭＲではＦＵＳ病巣の周囲に軽い脳浮腫が見られましたが、１週後には脳浮腫も退縮し、患者さんの満足度は高いものでした。この患者さんではＳＤＲが０・３６と低く最終治療エネルギーを高くしたために脳浮腫がやや多かったため、ＦＵＳ当日と翌朝にデカドロン６・６㎎を点滴し、無事に退院されました。

ＦＵＳソニケーションは７回行いました。１週間後には来院されまして、震えの指標も術前に比べて

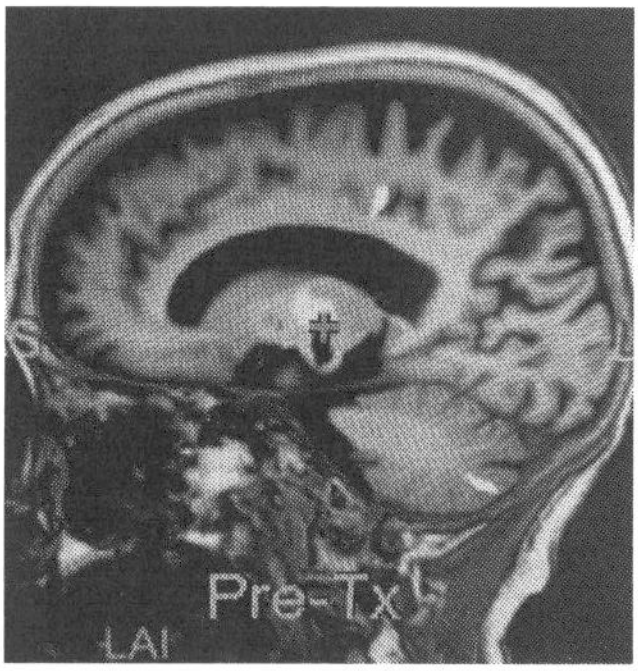

図版29

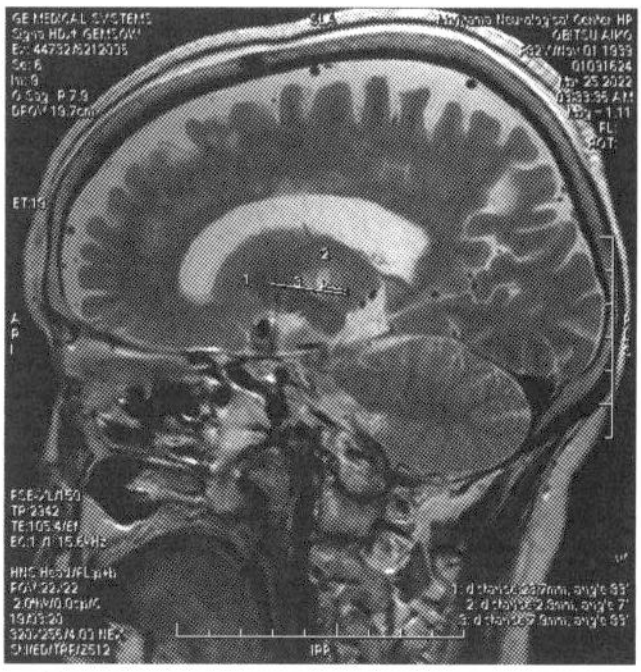

図版30

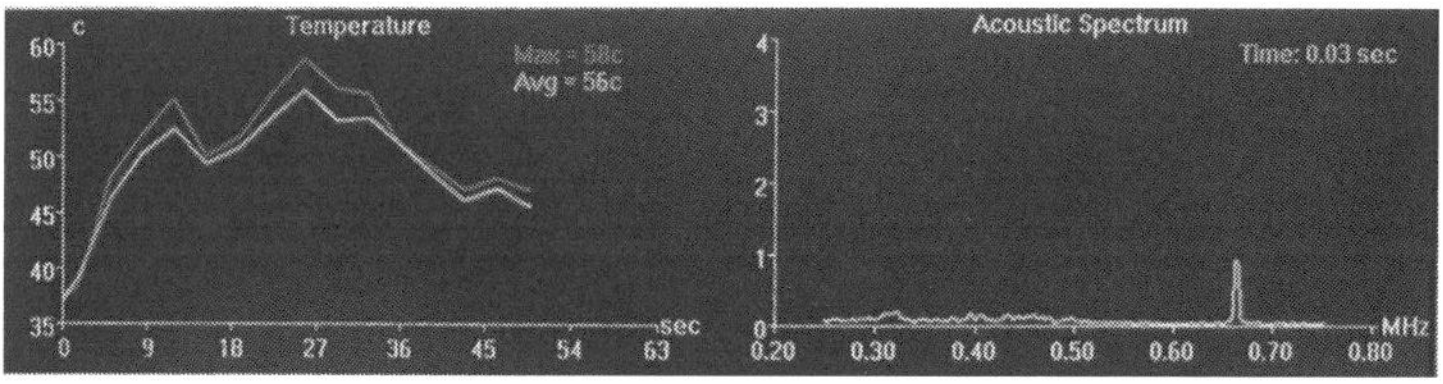

図版31

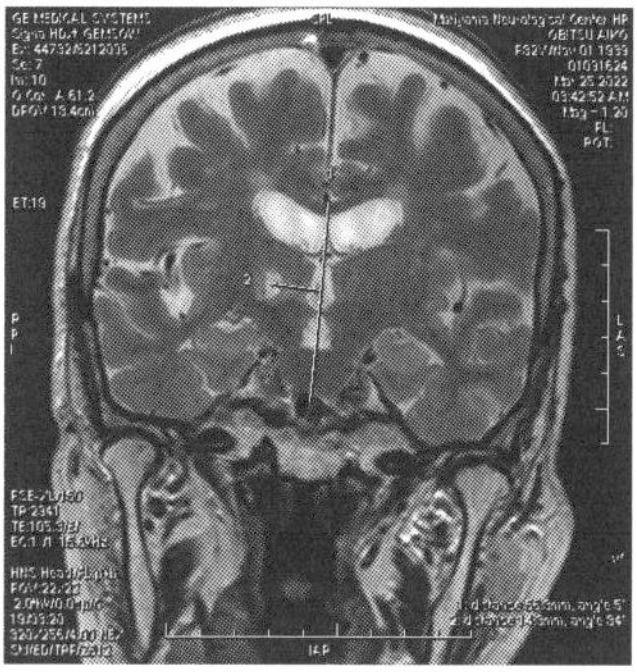

図版32

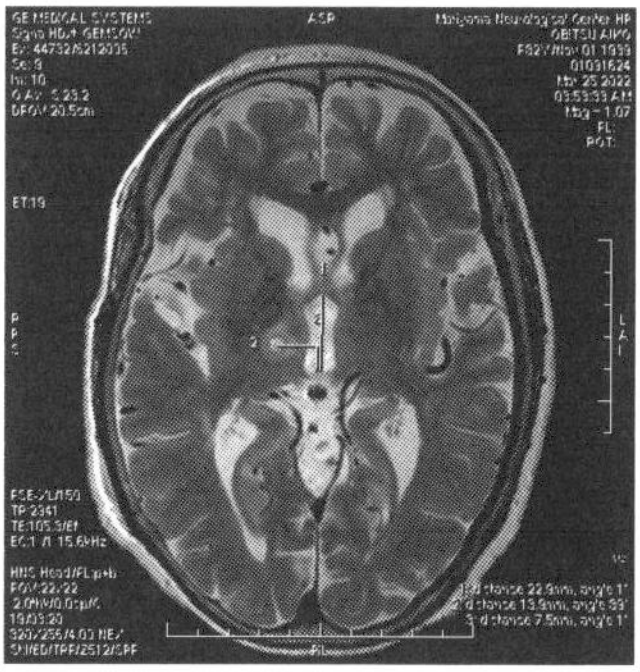

図版33

減少し、もともとの願望であった、足の震えも減少しているということでした。

本格的に始まったFUS治療

２０２１年コロナの真っ盛りの６月に森山脳神経センター病院に超音波集束機（ＦＵＳ）が導入されました。

この機械を用いて視床の腹側中間核に１０２４個の超音波ビームを集束させ本態性振戦やパーキンソン病に伴う安静時振戦が２０１９年に保険収載されたために、治療することになったのです。

実は２０１３年に新百合ヶ丘総合病院にこの機械が我が国で初導入されて我が国の第１例の本態性振戦の患者さんに治療が行われ、私も名誉院長であったためにこの機器の導入に関して責任があり治療に参画しました。

初回ということで8時間程度の時間を治療開始から終了までに要したことを覚えています。その後、私自身はてんかんの治療にＦＵＳが応用できないかという情熱に駆られ、視床下部過誤腫2例、側頭葉てんかん2例、左頭頂~後頭部皮質下深部病変2例にＦＵＳ治療を行い、ある程度満足できる結果が得られ、世界初のＦＵＳによる難治性てんかんの治療6例の経験を、てんかんの総合学術誌、『Epilepsy』２０２１年11月号に発表しました。

表1　難治性てんかん6例のFUS治療結果・治療データ

No.	年齢	性別	診断	Engel 分類	追跡期間	術後評価	SDR	超音波照射回数	最高温度(℃)	最大エネルギー
1	36	女性	Lt TLE HS(−)	Ⅱ	55	FDG-PET	0.56	12	48	20,757
2	20	女性	HH after 2x Craniotomy	Ⅱ	44	FDG-PET	0.5	12	52	33,989
3	39	男性	Lt P-O FCD ?	Ⅲ	32	Loretta	0.45	17	52	27,731
4	44	女性	Lt O Ulegyria	Ⅱ	32	Loretta	0.58	15	56	19,016
5	26	男性	HH(FUS only)	Ⅰb	29	FDG-PET	0.46	11	54	27,568
6	28	女性	Lt TLE HS(+)	Ⅲ	25	NA	0.41	7	43	25,037
平均	32.2	女性 4, 男性 2	TLE 2, HH 2 FCD1, UG 1	Ⅰb1, Ⅱ3, Ⅲ2	36.2	FDG-PET 3 Loretta 2	0.4933	12.3	50.83	25,683

SDR：skull density ratio(頭蓋骨密度比)，NA：not available.　　（筆者作成）

図版34

女子医大の（平孝臣教授を中心とした）機能外科グループは書痙やパーキンソン病などに対して淡蒼球～視床路pallido-thalamic tractotomyやVOなどの腹側吻側視床手術 thalamotomy 治療研究を新百合ヶ丘病院で行ってきました。

２０１９年にパーキンソン病、本態性振戦に対する視床手術と、深部（Deep Brain Stimulation DBS）刺激治療の適応外であるパーキンソン病に対する淡蒼球内節手術が２０２０年保険収載されたこともあって、我が国でも現在17台以上のＦＵＳ装置が稼働しています。

森山脳神経センター病院ＦＵＳ導入に当たっては、新百合ヶ丘総合病院にて一緒にＦＵＳ治療に当たっていた堀大樹放射線技師長も常勤にてセンター病院に来てくれまして、現在開設以来20カ月で約80例の振戦の治療が行われております。

当初、新百合ヶ丘では治療に8時間程度かかっておりましたが、現在では2時間以内に終わるようになっており、患者さんの治療後の満足度も高いようです。女性の患者さんでは全剃毛が必要であることが難点ですが、今後頭蓋骨骨密度 Skull Density Ratio SDR に関しては次にご説明するマイクロバブルの導入により、治療法も大きく変わる可能性があります。

また2022年4月からは平孝臣先生が当院のFUS治療に本格的に参画することが決定しまして、当院はますます治療に臨床治験に活躍することが決定しました。

視床下部過誤腫に関して

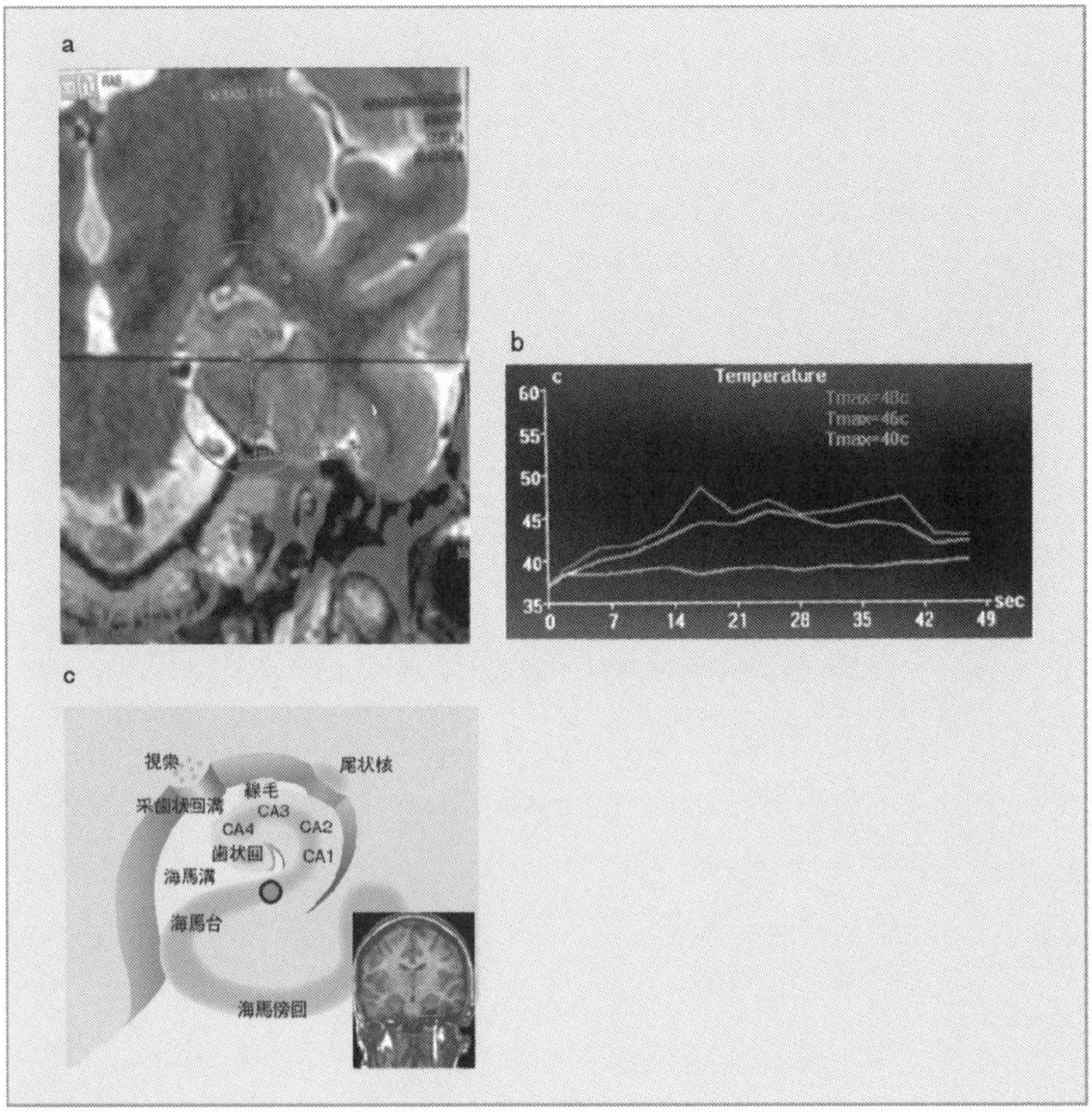

左側頭葉てんかん症例１の海馬台に定めた治療ターゲット
a：実際のFUSターゲット、b：実際のMR Brain Temperature Chart、c：ターゲットをsubiculumとCA1のinterface、緑の●に定めた概念図。（筆者提供、b図のみ文献２より引用）
図版35

は図版34でわかるように、ＦＵＳはとても有効な治療法ですし、また視床の中心外側核のＦＵＳも有効な治療法であります。側頭葉てんかんでは温度が十分上がらなかったのですが、一時的には2例の患者さんとも発作が軽減しており、マイクロバブルの使用で、有効性の向上が見込まれております。

図版35のＣの○の部分にターゲットを定めて６７０KHzのトランスデューサーで努力しましたがｂに示すように46℃の温度しか得られませんでした。

マイクロバブルを利用することによりこの部分のみにキャビテーションを起こすことにより望みの温度が得られる可能性が出てまいりました。海馬台からＣＡ１に向かっての強い興奮伝搬を抑制することによって、難治性側頭葉てんかん治療につながる可能性が予想されます。

マイクロバブルとは

まず、Micro bubbleを用いてＦＵＳを行った3つの論文では①マウスを用いた研究と②アルツハイマー病に対する結果、③Micro bubbleが超音波の集束を良好にするという内容です。アルツハイマー病ではターゲットは海馬にしております。認知症パーキンソン病では黒質をターゲットとしているようです。

まず超音波にはキャビテーションという現象が起こります。これは簡単に言うと、気泡が超音波によって刺激されることで破裂し、破裂する際に大きなエネルギーを発生させるという現象です。体内に注入されたMicro bubbleは全身に分布しますが、海馬にＦＵＳを照射することによって、局所的に海馬にのみキャビテーションを起こすことができます。

するとこのキャビテーションによって海馬のＢＢＢが開放され、ＡＤ薬の薬剤効果の上昇が得られるという原理です。脳はＢＢＢがあるために薬剤効果が出にくいのは一般的によく知られていることですが、ＢＢＢを局所的に開放することが、低侵襲的に可能になったことは非常に画期的であると考えています。

次にMicro bubbleを用いたオートフォーカシング技術ですが、これは体内に注入されたMicro bubbleをＦＵＳの散乱体として利用しています。照射された集束超音波の反射波を測定して、そこから位相と振幅を再計算することで、より集束しやすい超音波を照射することができ、より精度の高い集束超音波治療が可能となると言われています。

どちらも超音波検査で使用する、Micro bubble製剤が不可欠ですが、ＦＵＳではMicro bubble製剤の使用が日本では認められていません。従って現段階では臨床研究として登録して進める方向で検討しております。

日本ではMicro bubbleを用いた研究はほとんど行われていないのですが、ターゲットは海馬で良いのか？　黒質でよいのか？　bubble の量はどのくらいが適正なのか？　使用するＡＤ薬はどれが良いのか？　などの疑問が次々と湧いてきます。

マーモセットのＢＢＢを開いた実験では２００ｋＨｚＦＵＳを用いてマーモセット頭部へ照射して、実験は成功しました。

次に、マイクロバブルの日本における開発状況を帝京大学薬学部セラノティクス学講座・特任教授の丸山一雄先生に説明していただきます。

帝京大学薬学部セラノティクスではバブルのＧＭＰ製造と非臨床毒性・安全性試験を進め、その後に医師主導特定臨床研究を進めていきたいと思います。我々のバブルと超音波によるＢＵＳ‐ＤＤＳ（Bubble Ultrasound mediated Drug Delivery System）はアンメットメディカルニーズに対応できる治療システムと考えています。その中で、ＦＵＳとの組合せによるＢＢＢオープニングによるアルツハイマー型認知症の治療は我が国にバブルがないため、遅れています。何とか急いで、日本の研究者に供給したいと考えております。

ＢＢＢオープニングは、ご存知のように、米国、カナダ、韓国、スペインで Definity とインサイテックExAblate Neuro Type2を用いて基礎研究が進められています。団塊世代が75歳になる２０２５年には患者数の急激な増加、非開頭などを考えると非常に重要な治療法になると考えられます。なお Definity は日本国内に導入できないことが判明しています。

ウェルセラのバブルは、これからGMP製造、非臨床安全性試験などが必要になりますが、基礎研究でマウス、ラット、マーモセットでBBBオープニングすることを確認しています。非臨床安全性試験が済めば、医師主導の特定臨床研究が可能と考えます。

ここで現在までに報告されているFUSによるBBB開放とその結果に関する論文をご紹介します。

1．経頭蓋FUSによるアミロイドβの減少と内因性抗体の転送およびグリアの活性化の論文です。[1)]

この論文のハイライトは次のようでした。

・FUSのみでアミロイドβが治療後4日で減少した事実が観察された。
・免疫グロブリンは超音波で治療された皮質に入り込みアミロイドプラークに結合した。
・ミクログリアと星細胞のマーカーが超音波治療皮質に増加し、ボリュームも増加した。
・ミクログリアと星細胞内のAβが超音波治療皮質に増加した。

2．FUSによる非侵襲的な海馬のBBB開放の研究[2)]

6人の患者さんで総計17回のFUS治療を後遺症なく、高次機能の障害も神経学的な障害もなく行うことができた。FUS後の造影検査ではFUS直後にある程度の大きさの海馬の造影が認められ24時間以内にBBBの開放及び閉塞が起きたことを示した。

造影の大きさはＦＵＳのターゲットの95％に達し、海馬全体の体積の29％に相当した。ＦＵＳは安全に低侵襲的に、一過性に繰り返して海馬・内嗅領領域のＢＢＢを開放したという内容です。

Ａ：ＦＵＳの治療概念図、Ｂ：マイクロバブルを注射してＦＵＳ照射を行うと照射部位のＢＢＢが開放されます。Ｃ：左海馬に３か所のＦＵＳ照射を行います。水平断Ｄ：矢状断による海馬３か所のＦＵＳターゲット。

患者さんはＭＲガイド下低トランスデューサー治療が２２０kHzで行われ、同時にミクロバブルの注入も行われました。５個の５×５×７㎣ターゲットが選択されました。最初の二人の患者さんでは２～３か所のターゲットが選択され、その後の４人で安全性が確認されたのでターゲットは４～５に増やされました。

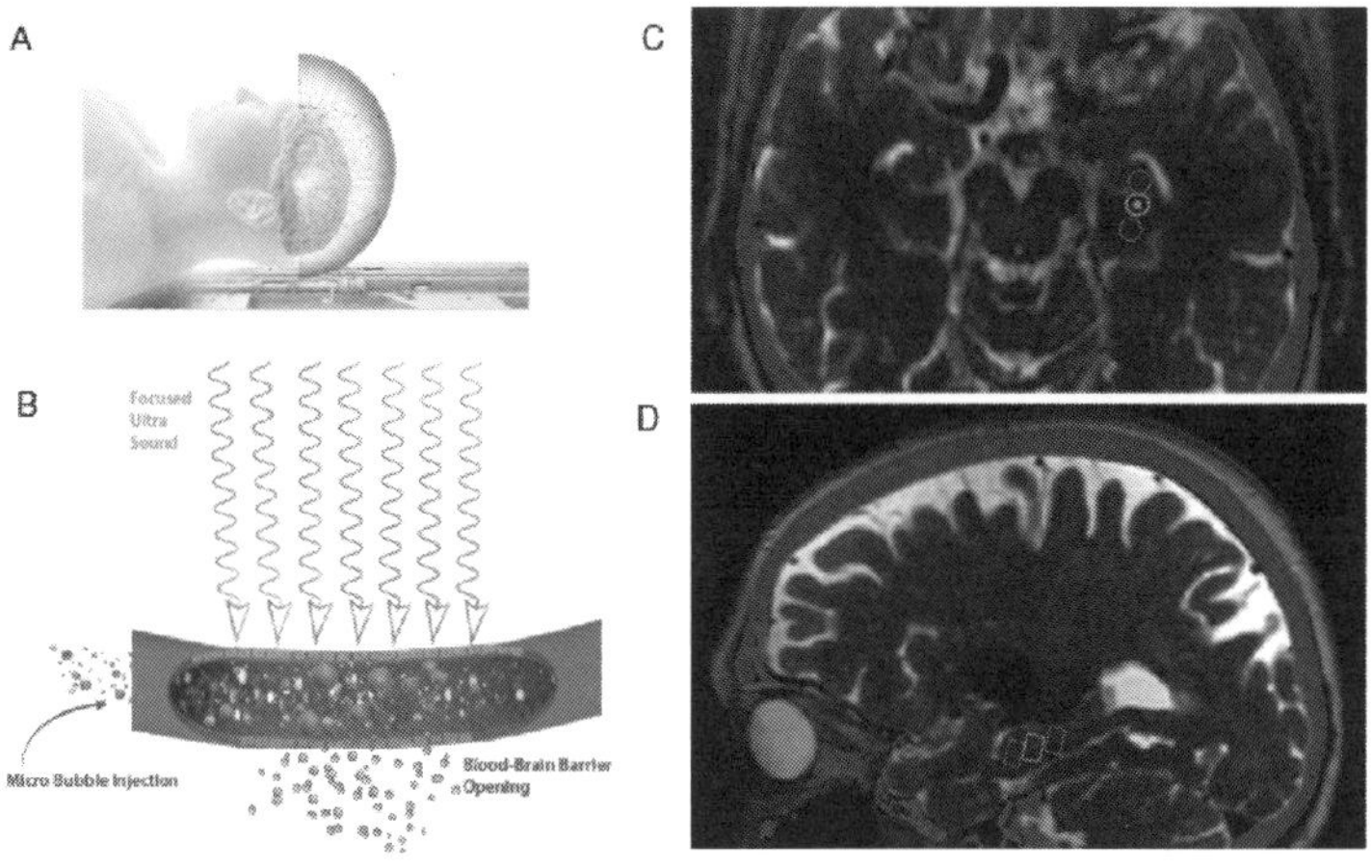

Fig. 1. Illustration of FUS process and targeting. (*A*) The INSIGHTEC ultrasound system consists of a helmet with 1,024 ultrasound transducers attached to the MRI table. (*B*) Ultrasound beams travel transcranially to the target. Low-intensity (220 kHz) ultrasound energy beams interact with i.v. administered microbubbles. Subsequent oscillation of the microbubbles and acoustic cavitation cause transient opening of tight junctions in capillaries and open the BBB. Snapshot of the therapy planning software illustrating for a single subject (*C*) axial slice image of three targets in the hippocampus represented by circles, and (*D*) the estimated targeting volumes (5 × 5 × 7 mm^3) represented as rectangles on the sagittal slice.

図版36

ターゲットは血管構造と脳室を避けるように海馬と内嗅領が選ばれ、２週間の間隔をおいて３回のＦＵＳが17回ＡＤ患者さんに行われました。神経学的検査では出血を確認するためにＴ２スターＭＲ検査が治療直後に行われました。

静脈内にガドリニウム造影剤（０・１ｍｍｏ／kg）を入れてＢＢＢの開放を評価しました。二人の神経内科医によりＭＲＩ Ｔ１強調画像で造影された領域が選択されました。

ＦＵＳ ＢＢＢ開放が臨床前研究として認められ、アミロイドβの除去、内因性抗体の delivery、ミクログリアの活性化、glymphatic system の変化の可能性が認められました。

症例１、２、３で上段からベースライン、ＦＵＳ後黄色い矢印で造影剤の漏出が確認、24時間後にはＢＢＢは閉鎖、４、５、６例でも同様の事実が確認。

海馬と同様の事実は右前頭葉でも確認されています。Ａ：ベースライン、Ｂ：ｓｔａｇｅ２のＦＵＳ直後でＢＢＢ開放後、Ｃ：24時間後で造影剤の漏出はない。

３．ＭＲガイド下のＦＵＳによりＢＢＢ開放がＡＤ患者で行われました。[3]

６人の患者さんでの Florbetaben PET の画像。ａ：ベースライン、ｂ：ＦＵＳ後約１週間のＰＥＴ画像、特に５、６例ではアミロイドの減少が明瞭です。ｃ：Ｔ１ＷＩでＧｄの漏出が白く造影されており、ＦＵＳ直後のＢＢＢ開放を示しています。

図版37

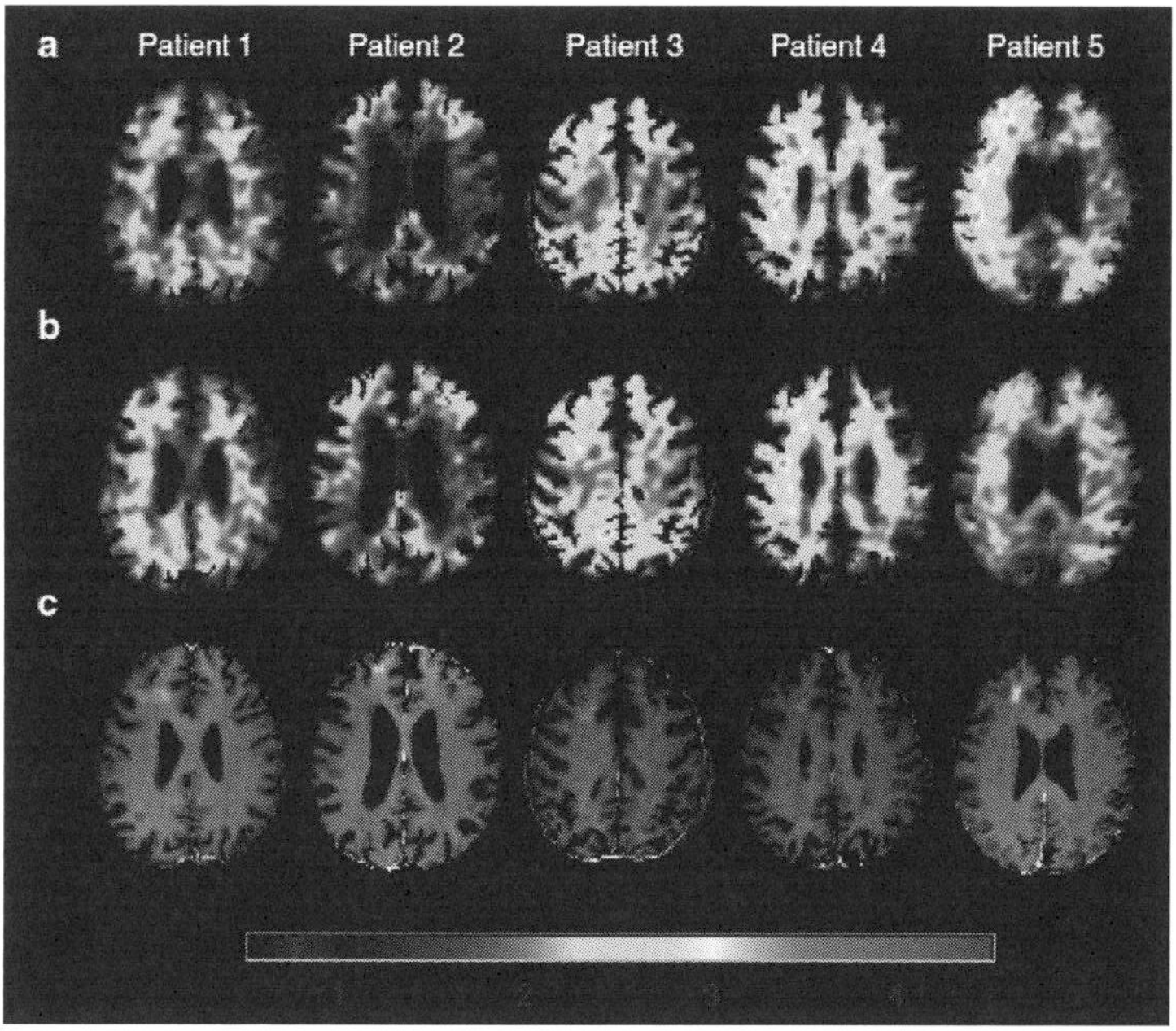

以上より、森山脳神経センター病院では基礎研究としてＢＢＢを開くことにより脳内に貯留したアミロイドなどの洗浄が副作用なく可能であり、２２０ｋＨｚのトランスデューサーを購入することなく可能となる道が開けております。

この技術をさらに進化させててんかんの非侵襲的治療や、グリオーマなどの治療に応用する期待がいやがうえにも高まります。

また薬剤の投与に関しても目的の場所に高濃度にＢＢＢを開放して配布可能となりますので、大きく無限の可能性が開かれることが期待されます。

モントリオールにＭＮＩという神経研究所があり、てんかんの研究で有名な施設ですが、私共の森山脳神経センター（ＭＮＣ）もいずれは日本のＭＮＩとして世界にその名が轟くことになる日も近いのではないかと、期待に胸を膨らませております。

1） Amyloid-β plaque reduction, endogenous antibody delivery and glial activation by brain-targeted, transcranial focused ultrasound Jessica F. Jordao et al., Exp Neurol. 2013 October; 248: 16–29. doi: 10.1016/j.expneurol.2013.05.008.

2） Noninvasive hippocampal blood-brain barrier opening in Alzheimer's disease with focused ultrasound. PNAS | April 28, 2020 | vol. 117 | no. 17, 9180–9182 Ali R. Rezaiab, et al.,

3） Blood–brain barrier opening in Alzheimer's disease using MR-guided focused ultrasound. Nir Lipsman ら NATURE COMMUNICATIONS|（2018） 9: 2336 | DOI: 10.1038/s41467-018-04529-6 |www.nature.com/naturecommunications

あとがき

2023年1月の事です。中国からパーキンソン病の患者さんが、当院に来られました。PDの脳外科的手術適応は所謂5－（5回経口レボドパ錠／日）2－（2時間ウェアリングオフ／日）1－（1時間／日の厄介なジスキネジア）判定基準を提案されています。一応この患者さんはこの適応に合致しており、いろいろ相談した結果、健康保険は使用できないのでスイスの脳外科医Jeanmonod先生が行っているPallidothalaimic Tractotomy（PTT）を行う事にしました。手術当日は薬剤をoffにして手術に臨みました。その結果患者さんは車椅子から一歩も動けず、frozenの状態でした。共同研究者の堀技師長が前もってansa lenticularis, lenticular fasciculusを可視化してくれており、その線維連絡をもとにFUSで治療しました。

効果は抜群で、直ちにベッドから車いすまでスムーズに歩行が可能となりました。顔の表情が豊かになり、強剛も弱まり、震えも減弱し、しかもある程度両側の効果があるようです。薬剤は1日5錠を4錠に減量しました（3錠でも大丈夫のようでしたが、遠隔地なので4錠と少し多めに出しました）。

この症例でPTTは10例以上になりますが、やはり線維連絡路を可視化してそこに超音波をかけるのがベストな方法ではないかと思った次第です。

確かにV・imの治療も有効であり、患者さんの震えがピタッと止まり患者さんが男泣きに泣いたこともありますが、ＰＤでは3徴がピタッと改善し、患者さんの感激もひとしおでした。まさに医者冥利に尽きると言って良いかと思います。

グリア・てんかん・認知症ということでかなり細部に及ぶ記載をして参りましたので、読者の皆様の頭もお疲れになったことと思います。

私の本業は脳神経外科医なのでもちろん79歳を迎えた今日でも脳神経外科の手術を行っております。幸い両眼の白内障の手術を行った今では顕微鏡の像も若い時と同じように見ることができます。幸いにも両手とも手術の最中に震えたりブレたりはしませんので結構困難な手術にも今でも携わっており、最近でも46例の脳幹部海綿状血管腫の手術成績をまとめて、『J Neurosurgery』という雑誌に掲載されております。この46例中43例は私が執刀者として手術を行ったものです。

私は１９９３年に側頭葉のてんかんの新しい手術法を考案して、『Neurosurgery』という雑誌に論文が掲載されました。

通常の手術はシルビウス裂という前頭葉と側頭葉を分ける溝を分けて扁桃体・海馬を切除するのですが、私は側頭葉の下面から側脳室下角に入り、海馬を前後方向に露出してまず海馬を選択的に除去し、海馬と接する扁桃体も除去する手術方法です。

手術成績はほとんど二つの手術法で変わりはないのですが、特に左側の手術を行うと言語性記憶がシルビウス裂法では低下するのですが、側頭下法では低下しないということが我々の施設からの報告だけでなく、京都大学からの報告でも実証されました。

また、最近の手術シミュレーションの研究ではSubtemporal amygdalohippocampectomy resections were associated with connectivity patterns most similar to ideal baseline resection, compared to trans-Sylvian and middle temporal approaches と筆者らは結論付けております。

すなわち側頭下法が最も大事な皮質下線維束を傷つけない手術法であるという報告がなされております。[1]

確かに第10章でご紹介したマイクロバブルを用いてＦＵＳ治療を行う方法は非侵襲的で有望な治療法になる可能性が大きいのですが、実臨床での実現までには幾多の壁が立ち塞がっている事も事実です。

私たちはこの側頭下法によって海馬を露出して、その海馬を多切することにより、特に左海馬の硬化が見られない症例では言語性記憶の温存が大事なのですが、最近subtemporal selective amygdalotomy with multiple hippocampal transection という手術を行い、発作の消失と言語性記憶の温存がもたらされ、２０２２年のてんかん外科学会（大阪）で報告しました。

もう一人の海馬硬化を伴う左側頭葉てんかんでは、この海馬多切＋海馬台からＣＡ１に行く興奮性経路を遮断する治療も加えた所発作の消失と記憶力の温存ができた症例も経験し、この二つの手術法について『Hippocampus more than memory』（Intech社）という本の1章に論文が採用され出版が決定しています。

確かにグリアがてんかんの主役になっておりますが、このような手術方法も患者さんにとっては福音をもたらす外科治療となるのではないかと期待しております。

図版38は左側頭葉てんかんの患者さんの頭位と側頭下アプローチについての顕微鏡の方向を示したものです[2)]。

図版38の右上はテントを切開して視野を拡大した図ですが、Ａｍ扁桃体、Ｈｉｐ海馬、３動眼神経、ＢＡ脳底動脈、ＳＣＡ上小脳動脈を示します。図版39は扁桃体腫大があり、海馬硬化症は認められません。ＭＥＧで棘波は左内側側頭葉に集中しており、ＦＤＧ-ＰＥＴで扁桃体の代謝亢進（矢印）が見られた50歳台の男性のＭＲＩと右はＰＥＴ像です。

この患者さんでは、抗てんかん薬の有効性が示されず、発作が頻回であったために、側頭下アプローチで側脳室下角に到達し、海馬を同定後まず扁桃体の基底外側核を中心に切除した後に図版40の線に見られるように言語性記憶を温存するために海馬は切除せず多切術を行いました。図版41は術後のＭＲＩで、扁桃体の基底外側核の切除と海馬の多切術が施行されたことがわかります。

手術後発作はまったく消失（抗てんかん薬は術後２年間服用する予定ですが）。高次脳機能の障害もなく会社勤務に復帰しています。

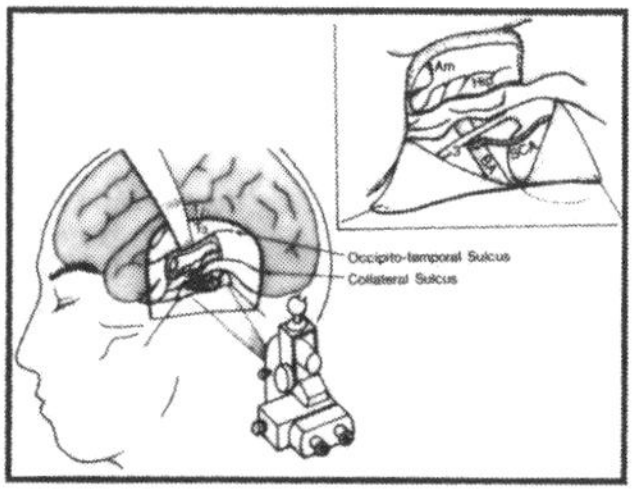

図版38

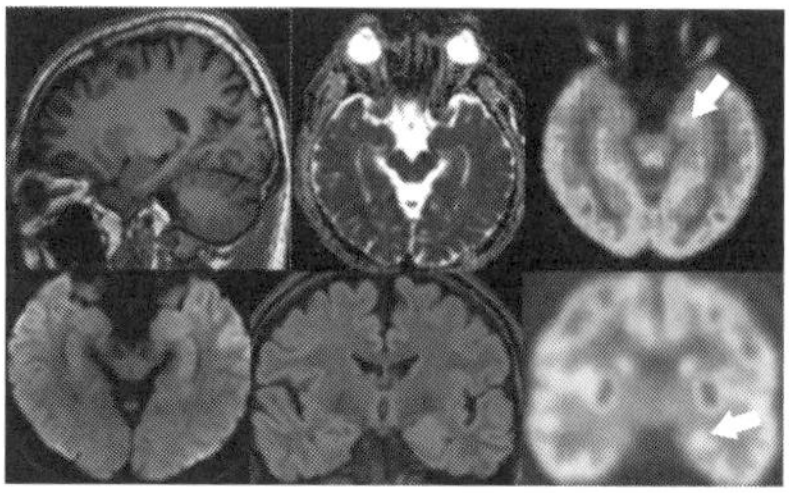
図版39

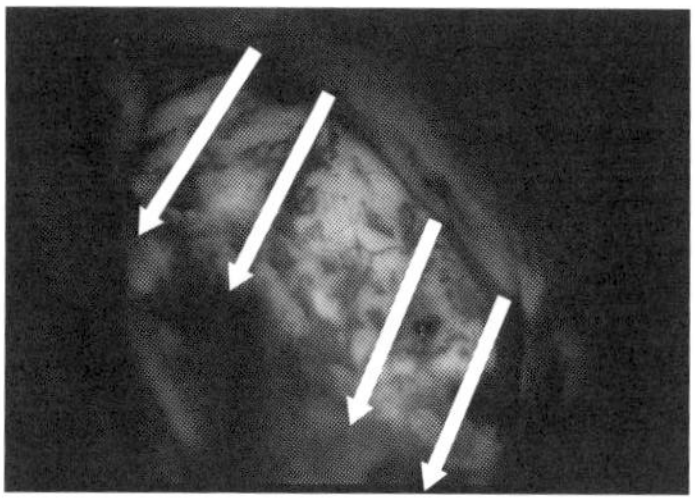
図版40

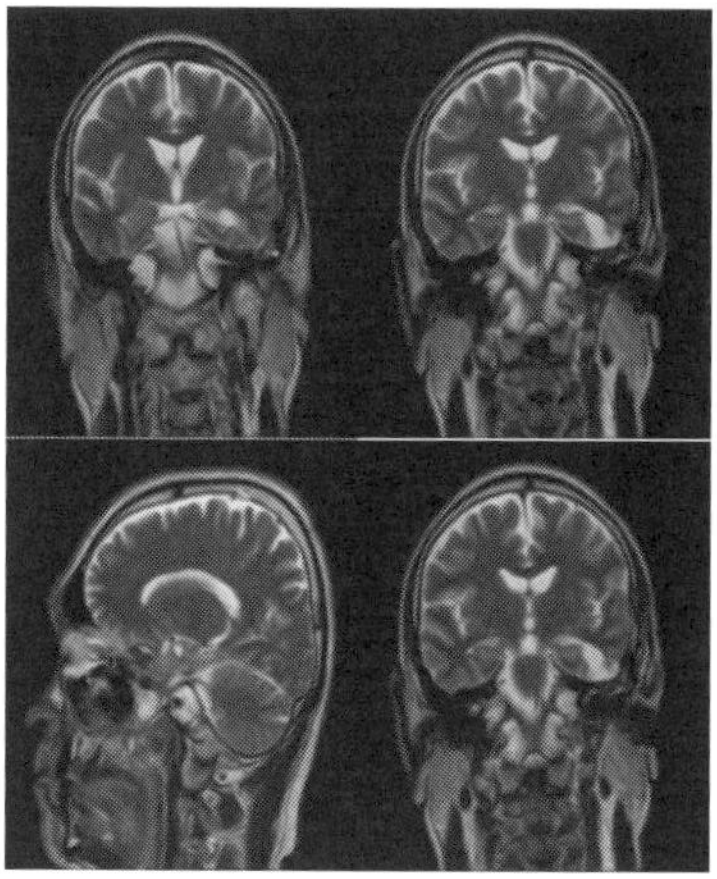
図版41

もう一人の患者さんでは（図版42、43）MRIで海馬硬化症が見られる左側頭葉てんかんの患者さんです。

この患者さんでは扁桃体を切除した後に海馬多切術を行っただけでなく、図版42に示すように海馬のdisconnectionを追加しました（subiculum 海馬台とCAIの連結を断ちます〈図版42の縦矢印〉）。この手術のコンセプトは横矢印で横方向の連絡を遮断し、図版42の縦矢印で海馬台に見られる興奮のCAI以降への伝達を遮断する治療法を海馬頭の前後方向で行えば、海馬に見られる興奮性の連絡路を縦横に断つが、海馬そのものの機能は温存し、海馬采から脳弓への連絡は温存して、記憶の障害を防ぎつつ、海馬の興奮の伝達を遮断するというアイデアで行ったものです（新潟大学の北浦先生らが海馬硬化症のある側頭葉てんかん患者では海馬台の興奮が強く見られるということを報告しています）。

この患者さんは手術翌日の高次脳機能検査で術前よりすでに改善が認められました。この患者さんも術後1回だけ薬を飲み忘れてＦＩＡＳ発作が起きましたが、その後はまったく発作が消失しております。そればかりでなく、術前に見られた患者さんの粗暴なふるまいは影を潜め、夫君は奥さんに手術前とずいぶん性格が変わったねと言ったそうです。

北浦先生の論文を見ると、側頭葉てんかんの患者さんの海馬の場所ごとの興奮性を調べますとｓｕｂ（海馬台）が最も興奮性が高くこの海馬台からＣＡＩへの興奮性の伝搬を遮断することによって難治性側頭葉てんかんが治まることが推測されます。

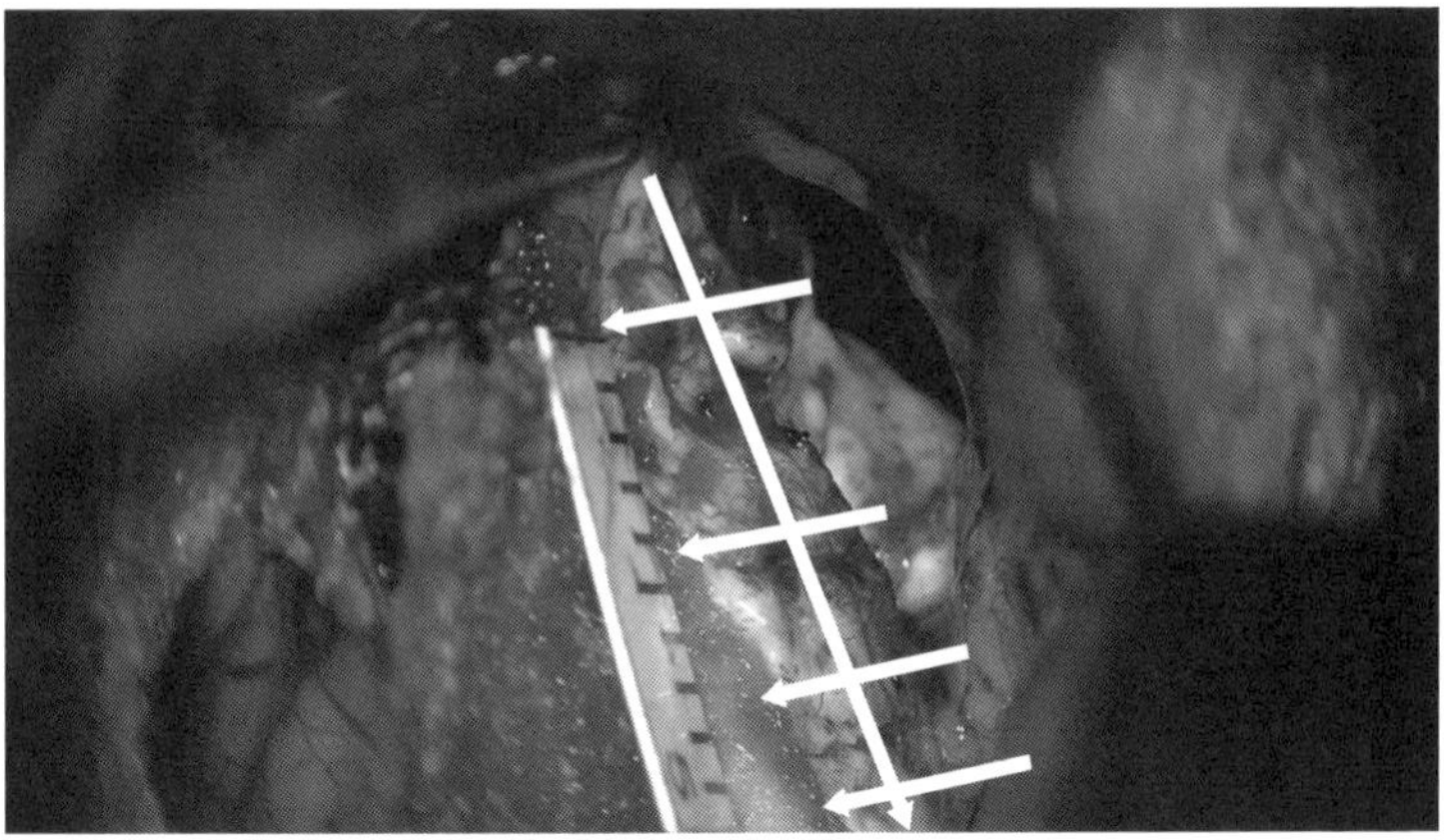

図版42

この二人の患者さんで長期の発作予後の改善（エンゲル分類でクラス1）が得られ、高次機能の温存が得られれば、この治療コンセプトは正しいと言えると考えており、このアイデアに基づき難治性側頭葉てんかんに対してＦＵＳ治療もマイクロバブルを用いて行うことができれば、非侵襲的な難治性側頭葉てんかん患者さんの治療が完成する日もそう遠くないと思います。

今まで述べて参りましたように、これからは認知症の治療の主役がマイクロバブルを使用してＢＢＢを一時的に開くことによって脳に溜まった老廃物をwashoutすることによって患者さんの記憶を戻すことができるようになる日もそう遠くないのではと期待しつつ、たった一つの操作で認知症が治るのはこの本で述べましたように困難だと思います。

口内から腸の状態まで適正に健康に保つことで便秘・下痢を防ぐ、脳側ではそのフロントランナーであるグリアを健康に保つことによって、血液脳関門・グリンファティックシステムが正常に保たれ、睡眠も適正に保たれ、深睡眠ではグリンファ

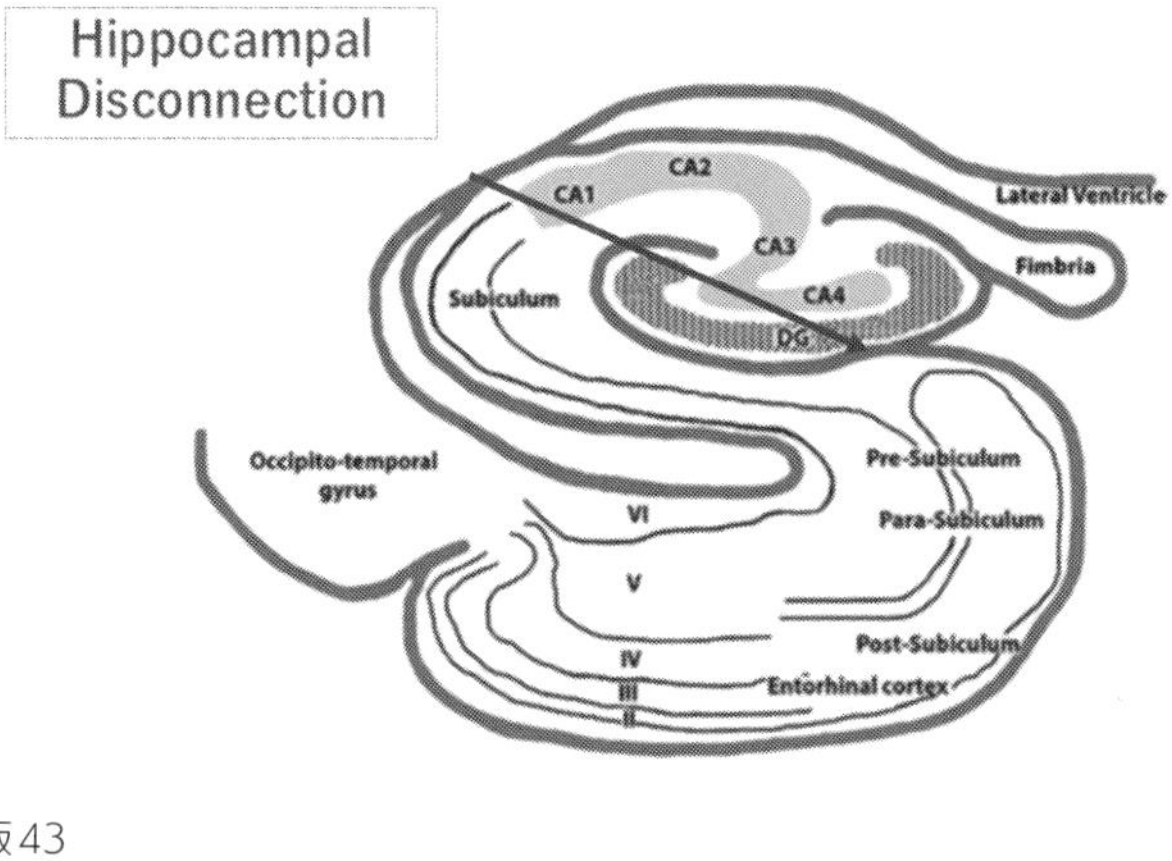

図版43

ティックがフルに稼働することでしょう。

即ち、脳神経外科医は、腸・グリア・てんかん・認知症という4つの主役の連携を担い、日本人が抱える大きな問題解決のKey Doctorとなるのではないかと期待しております。中でも今まで注目されなかったグリアをスターダムにのし上げたところで、この本のエピローグとしたいと思います。皆さん、新しい治療の実現にご期待ください。

1) Mapping whole brain connectivity changes: The potential impact of different surgical resection approaches for temporal lobe epilepsy. Busby N, et al., Cortex 113: 1-14, 2019

2) Subtemporal amygdalohippocampectomy treating medically intractable temporal epilepsy, Hori T, et al., Neurosurgery 33: 50-57, 1993